[illegible]

D'HYGIÈNE ALIMENTAIRE

[illegible]

LEURS [illegible] QUE L'ON
[illegible] LE TEM-
[illegible] DES,
LES [illegible] DE [illegible],

[illegible]

[illegible] alimentaires.

[illegible]

G.-F.-L. ROUGET-BAUTIAN

[illegible]

[illegible]

TOURS
[illegible] LIBRAIRE, [illegible]

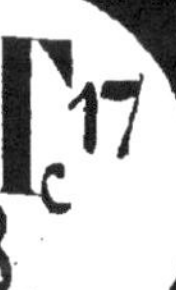

DICTIONNAIRE

D'HYGIÈNE ALIMENTAIRE

DICTIONNAIRE
D'HYGIÈNE ALIMENTAIRE

—

TRAITÉ DES ALIMENTS

LEURS QUALITÉS, LEURS EFFETS, LE CHOIX QUE L'ON DOIT EN FAIRE SELON L'AGE, LE SEXE, LE TEMPÉRAMENT, LA PROFESSION, LES HABITUDES, LES SAISONS, L'ÉTAT DE CONVALESCENCE,

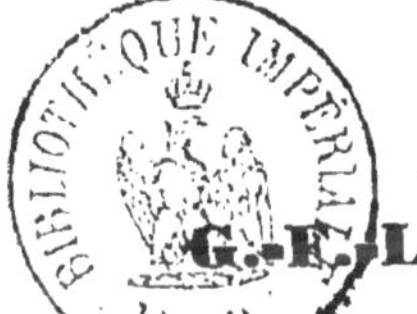

PAR

G.-E.-L. ROUGET-BAUTIAN

Auteur de divers Ouvrages Scientifiques.

TOULOUSE

BOMPARD, LIBRAIRE, RUE DU TAUR, 2.

—

1862

Toulouse. Typog. de DELSOL, rue Croix-Baragnon, 15.

PRÉFACE.

L'histoire de la médecine de tous les temps nous apprend que le régime a été pendant longtemps le moyen le plus puissant pour la conservation de la santé. Les anciens avaient dans ce secours une telle confiance, que la connaissance et l'emploi des médicaments n'étaient pas pour eux la partie la plus importante de leurs recherches; ils connaissaient d'ailleurs peu de moyens pharmaceutiques, tandis qu'ils possédaient des règles de régime si précises et si sûres, que leur usage procurait des succès qui nous étonnent encore. Dans la suite des temps, l'Histoire Naturelle, la Botanique et la Chimie ayant fait de grands progrès, de nouveaux agents furent mis en usage pour la conservation de la santé, et la manie de nouvelles formules s'empara de tout le monde, et quand le goût du merveilleux eut pris un certain ascendant sur les esprits, le régime parut un moyen trop simple, et, dès-lors, la confiance fut reportée de préférence sur les substances les plus inertes, et souvent, les plus bizarres, auxquelles on se plut à supposer des vertus imaginaires. Enfin, la philosophie vint s'appliquer aux sciences exactes, en élaguant tout ce qui portait le caractère des hypothèses. La Pharmacie, à son tour, dut subir d'utiles réformes, et l'Hygiène fut remise en crédit. Ce n'est que de nos jours que le régime a repris son usage comme il n'aurait jamais dû cesser d'être classé au premier rang des moyens qui peuvent conserver la santé et guérir certaines maladies.

L'emploi sage et raisonné des substances alimentaires tient si évidemment la première place dans l'hygiène qu'elles sont seules comprises dans l'acception ordinaire du mot régime, et comme dans aucune autre partie de l'hygiène, il n'existe autant d'opinions erronées et de préjugés dangereux, il nous a semblé que le meilleur moyen, vraiment utile, d'éclairer le public à cet égard, était de publier, sous le titre de *Dictionnaire d'Hygiène Alimentaire*, le fruit de nos longeus études en médecine hygiénique et de nos observations pratiques.

Nous nous sommes efforcé de nous exprimer dans le langage le plus clair et le plus simple. Si nous n'avons pas pu toujours éviter quelques mots scientifiques, nous croyons en avoir été très sobres.

Nous n'avons parlé de la composition des aliments, que pour faire ressortir leurs qualités et leurs effets, mais sans faire de la chimie.

Si nous avions voulu composer un livre savant, nous aurions donné l'histoire naturelle de chaque aliment, mais en disant que le pain provient de la famille des *graminés ;* le gigot, de la famille des *ruminants ;* la purée, de la famille des *légumineuses ;* l'anguille à la tartare, de la famille des *pantoptères*, qu'aurions-nous appris d'utile ? Nous aimons mieux ne pas désabuser ceux qui pensent que tout cela est originaire du marché voisin, et nous nous sommes appliqué à apprendre pourquoi tel aliment est bon ou mauvais, lourd ou léger, facile ou difficile à digérer, et nous n'avons rien négligé pour que, sans efforts ni science, l'on pût choisir la nourriture la plus convenable dans toutes les positions de la vie.

Notre intention n'a pas été de publier un ouvrage de médecine populaire, parce que nous avons l'intime conviction qu'on ne doit enseigner la médecine qu'aux médecins. Mais il n'en est pas de même de l'Hygiène, dont les préceptes, pour être vraiment utiles, doivent arriver directement à ceux qui s'en servent.

Si cette science reste le secret des gens de l'art, il faudra appeler un médecin avant de marcher, de dormir, de manger, et même de respirer, si l'on peut attendre. Que craint-on, en effet, d'un précepte de médecine mis à la portée de tout le monde ? — Une mauvaise application, parce qu'il en résulte toujours un grand mal.

D'une règle d'Hygiène il n'en est pas ainsi : il ne peut jamais y avoir de danger à ce que l'on s'abstienne d'un aliment que nous défendons; au contraire, ce qui, en cette matière, est vraiment utile, c'est de savoir soi-même, parce que les besoins étant de tous les moments, il faut pouvoir les satisfaire. Tel est pour tous notre ardent désir ; fasse le ciel qu'il se réalise.

DICTIONNAIRE
D'HYGIÈNE ALIMENTAIRE

A

Abricot (fruit doux et nourrissant). — Varier dans ses qualités à raison du plus au moins de consistance dans sa pulpe, qui, lorsqu'elle contient plus d'eau que de mucilages, est indigeste, peu nourrissant et laxatif.

Agneau. — Sa chair est nourrissante, délicate et très rafraîchissante ; mais il faut n'en prendre que peu à la fois, parce que cet aliment ne fournit aucun principe capable d'exciter les organes digestifs, et produit, quand il reste dans l'estomac, des indigestions violentes.

Ail. — Excitant, énergique, mais à l'état de crudité seulement ; car la cuisson, et surtout la décoction dans un liquide, lui ôtent la plus grande partie de sa force. Il doit toute son énergie à un principe âcre et volatil que le feu détruit. Voilà pourquoi l'ail n'est un assaisonnement vraiment actif qu'à l'état de crudité. En relevant le goût des aliments, il en rend la digestion plus facile et plus prompte, et convient aux estomacs robustes et aux aliments grossiers.

Alimentation SELON LES AGES. — Par un singulier oubli, la plupart des auteurs, qui ont écrit sur l'hygiène des voies digestives, n'ont qu'imparfaitement traité la question alimentaire qui concerne l'âge de croissance, et c'est cependant une question de la première importance, puisqu'elle touche aux sources de la vie.

Dans le jeune âge, l'alimentation doit être toujours réglée sur la croissance de l'individu et sur les forces digestives de l'estomac. A cette époque de la vie, où la digestion est si rapide, où les pertes sont plus grandes, le besoin de manger est plus fréquent, plus impérieux que dans les autres âges. Si l'estomac demande et qu'on lui refuse, tout le corps tombe en souffrance.

Les jeunes sujets, dont l'appétit n'est pas régulièrement satisfait, se jettent avidement sur les aliments qu'on leur présente; ils mangent gloutonnement et beaucoup. Leur digestion est souvent laborieuse; l'estomac se fatigue à chimifier une trop grande quantité d'aliments, et d'inévitables désordres dans le canal intestinal en sont la conséquence, si cette irrégularité des repas se renouvelle souvent. Or, la régularité dans les repas est un précepte d'hygiène dont on ne doit jamais s'écarter. De plus, on doit toujours régler le nombre des repas sur les besoins et l'accroissement du sujet. En effet, manger, c'est introduire dans l'estomac des matériaux propres à réparer les pertes et à favoriser la croissance. Mettre de l'irrégularité dans les repas ou les retarder, c'est au contraire arrêter la réparation et suspendre la croissance. On peut donc poser en principe que le meilleur moyen de régulariser la croissance se trouve dans la régularité des repas.

L'enfant est presque toujours affamé, il a donc besoin de manger souvent; on doit lui choisir des aliments qui s'assimilent facilement sans trop laisser de résidu, car les matières excrémentielles, accumulées dans les intestins, finiraient par les fatiguer et les irriter.

Il faut varier autant que possible les aliments de l'adolescent; un mets trop souvent présenté ne tarde pas à le rassasier, et le dégoût qu'il éprouve à sa vue lui enlève l'appétit. Une jeune demoiselle de pensionnat, saturée de viande de mouton qui reparaissait à table chaque jour, disait à l'institutrice : « Madame, ne croyez-vous pas qu'à force de manger du mouton nous ne devenions brebis? »

Jamais, non plus, on ne doit forcer les enfants à manger les mets pour lesquels ils ont une invincible aversion; les contraindre, peut soulever l'estomac et provoquer le vomissement. C'est une grave erreur de croire que la violence peut habituer leur estomac à des aliments qu'ils refusent, et c'est être peu sage que d'en agir de la sorte. Laissez au temps le soin d'opérer des changements dans leurs goûts, car vous n'ignorez point que cet enfant, qui avait de la répugnance pour tel aliment, le mange avec plaisir après quelques années. Les enfants, en général, aiment beaucoup les fruits; nous sommes loin de vouloir les en priver, mais nous recommandons d'éviter l'excès des fruits, surtout ceux qui ne sont point mûrs, et l'abus du régime végétal, car les affections lymphatiques sont imminentes lorsqu'on en abuse.

ADOLESCENCE, PUBERTÉ. — Ces âges sont remarquables par la disposition aux maladies inflammatoires. Le jeune homme et la jeune fille, dont l'âme s'ouvre aux impressions du monde, et chez lesquels les passions ne tardent pas à éclore, doivent éviter une nourriture stimulante et choisir leurs aliments dans la classe de ceux qui se digèrent facilement. Sans porter l'excitation dans l'économie, malgré le besoin de sucs réparateurs que leur corps éprouve, ils doivent être sobres, parce que les maladies inflammatoires sont à craindre. Toutes boissons excitantes, surtout les alcooliques, doivent être bannies de leur régime; le vin coupé d'eau est la boisson qui leur convient le mieux.

AGE VIRIL. — L'alimentation de la femme et de l'homme faits est basée sur le tempérament, le climat, la profession et l'exercice, les forces digestives et assimilatrices. La raison leur apprend que la tempérance est mère de la santé, et qu'ils doivent choisir leurs aliments parmi ceux qui conviennent le mieux à leur estomac. Nous répétons que la diversité des aliments est une règle d'hygiène alimentaire très importante et des plus favorables au maintien de la santé. Le mélange des viandes, fécules, légumes verts et fruits, produit un très bon chyle; tandis que, si l'on s'habitue à se nourrir d'un ou de deux aliments, l'habitude de les voir reparaître sans cesse, en émoussant leurs effets sur l'estomac, les rend moins désirables, moins appétissants, l'on finit même par s'en dégoûter et par les digérer difficilement.

Alose. — Poisson à chair tendre et grasse, onctueuse, pesante sur l'estomac, lente à digérer, et qui donne des rapports nidoreux; à moins qu'elle soit bien fraîche, elle est plus facile à digérer.

Alouette. — Petit oiseau, dont la chair est très brune et délicate, en même temps que tonique et échauffante; convient aux estomacs faibles et délicats.

Amande. — Fruit nourrissant, mucilagineux lorsqu'il est frais, et d'une facile digestion si on en prend peu, mais indigeste lorsqu'il est sec et qu'on le mange seul.

Ce fruit contient une quantité plus ou moins forte de fécule qui en forme la base avec un mucilage doux; il est par conséquent nourrissant, mais, à raison de l'huile qui se trouve jointe à ces principes, il faut en user avec modération et en le mêlant à d'autres aliments, autrement il serait indigeste, et pourrait même produire des ardeurs d'estomac et des douleurs violentes.

Anchois. — Aliment tonique et nourrissant, mais échauffant, qui ne doit être mangé qu'avec d'autres aliments plus doux et plus frais, surtout avec des végétaux, de manière que cet aliment ne fasse partie d'un repas que comme assaisonnement.

Anguille.—Poisson d'eau douce et de mer, à chair tendre, grasse, onctueuse, pesante sur l'estomac, lente à digérer; elle est peu nourrissante, relache et peut même donner le dévoiement si on en mange trop; rôtie, elle est moins indigeste. Les assaisonnements forts lui conviennent, et il faut éviter de mettre de l'huile dans la sauce dite tartare.

Anis. — Assaisonnement excitant, mais échauffant, digestif utile qui chasse les gaz des voies digestives.

Artichaut. — Aliment végétal, sain, nourrissant, qui se digère d'autant plus aisément, que le mucilage qu'il contient est uni à un principe astringent et tonique.

Quelques personnes le trouvent échauffant et prétendent que leur sommeil en est agité; ce serait une action particulière, car, en général, il ne produit pas ces effets.

Asperge. — Aliment végétal, doux, dépuratif, diurétique, qui communique aux urines une odeur forte; son action porte spécialement sur les reins, et peut produire de l'irritation dans les voies urinaires chez les personnes malades de ces organes.

Assaisonnements. — La nature nous donne l'exemple des assaisonnements, en associant dans le même corps à la même substance divers principes. Ainsi, à la fibrine de la viande, se trouvent accolées l'albumine et une matière graisseuse. Le sucre est combiné à l'amidon; dans les fécules et dans les fruits, le principe sucré modifie le principe acide.

Les condiments, à l'exception du sel, se tirent tous du règne végétal; on les emploie dans le but de relever certains aliments fades, insipides et de les rendre plus digestibles, en stimulant les forces dissolvantes de l'estomac.

Les assaisonnements doivent être appropriés au goût, à l'âge, aux tempéraments et aux saisons. Le goût, l'odorat et l'instinct de l'estomac doivent être consultés; car telle personne qui digère parfaitement un aliment assaisonné de telle manière, aura de la peine à digérer le même aliment s'il est assaisonné de telle autre manière.

La jeunesse, qui possède une grande énergie digestive, les tempéraments sanguins, bilieux, nerveux, doivent être sobres d'assaisonnements stimulants et les choisir parmi les plus légers. Les vieillards et les tempéraments lymphatiques, au contraire, ont besoin d'assaisonnements plus actifs, afin de stimuler leurs organes paresseux.

Il est hygiénique, dans la saison des chaleurs, d'augmenter la quantité des aliments végétaux et de les assaisonner avec des acides pour les rendre plus rafraîchissants.

Il vaut mieux être sobre d'assaisonnements, et même s'en passer, que d'en faire abus, car l'abus des stimulants irrite, enflamme la membrane muqueuse des voies digestives, et finit par l'user et la rendre insensible. L'observation a fourni les preuves que les peuples qui se nourrissent d'aliments simplement préparés se portent beaucoup mieux et vivent plus longtemps que les nations qui ont une cuisine raffinée.

Aubergine. — Aliment végétal, aqueux, peu nourrissant, indigeste, qui, pour être digestible, doit être assaisonné avec l'huile d'olive, l'ail, le persil ou l'oseille.

Aveline. — Sorte d'amande tendre, douce, agréable; elle se digère quand on en mange peu et que l'estomac est robuste; mais comme elle contient beaucoup d'huile, on doit bien la mâcher, parce qu'à cet état, l'huile étant en partie dissoute et étendue par le mucilage, la dissolution en est plus aisément et plus complètement achevée dans les sucs digestifs.

Azerole. — Fruit rafraîchissant, d'une saveur acerbe, le plus souvent aigrelet qui le fait manger avec plaisir; mais quand il est molasse, au lieu d'être mûr, son acidité ne permet pas qu'on le mange.

B

Barbeau.— Poisson de rivière à chair muqueuse, douçâtre, peu nutritive et indigeste; son foie est recherché. Vieux, il est meilleur, parce qu'il a perdu les mauvaises qualités qui en rendent la digestion pénible. Il faut avoir le soin de jeter ses œufs.

Barbue. — Poisson de mer à chair tendre et délicate, nutritive, se digère promptement; convient aux estomacs faibles, délicats et aux convalescents.

Bécasse. — Gibier dont la chair est peu tendre et a besoin d'être conservée, ce qui diminue son odeur.

La Bécasse est très grasse en décembre et en janvier, mais elle maigrit au printemps, devient dure, sèche et d'un fumet très fort. Les jeunes ont moins de fumet; la chair en est plus blanche, plus tendre, plus délicate et plus nourrissante; convient aux estomacs faibles, paresseux et froids.

Bécassine. — Gibier dont la chair est fine et grasse, surtout après les premières gêlées, d'une saveur agréable et excitante, tonique et facile à digérer; convient aux estomacs délicats et aux convalescents.

Becfigues. — Petit gibier très recherché, dont la chair colorée, délicate, fine, très savoureuse et excitante comme celle des animaux sauvages, est fort nourrissante, et préférable à celle des autres petits oiseaux; bien qu'elle soit très grasse, surtout en automne, elle pèse comme les viandes trop grasses, à moins qu'elle ne soit bien assaisonnée.

Betterave. — Aliment végétal, aqueux, sucré, rafraîchissant, peu nutritif; étant bien assaisonnée, elle convient aux estomacs échauffés et paresseux.

Bière. — Boisson rafraîchissante, nourrissante et tonique, préparée avec du blé et de l'orge préalablement germés et qui ont subi un commencement de torréfaction; on y ajoute du houblon pour lui donner de l'amertume, du ton et la rendre moins facile à s'aigrir. La bière est une boisson qui convient aux individus maigres et actifs; les personnes lymphatiques devraient s'en abstenir. De même que les vins, les bières sont souvent frelatées par une coupable industrie.

Beurre. — La bonne qualité de beurre dépend de la nourriture des bestiaux et de la manière dont il est préparé. L'expérience a démontré que le beurre frais et demi-salé donne du corps aux aliments secs et peu nourrissants, qu'il les retient dans l'estomac assez longtemps pour qu'ils puissent s'y dissoudre. Enfin, il modifie la fermentation acidée qui a lieu dans l'estomac et se convertit en un chyle excellent.

Le beurre non salé est plus doux et plus rafraîchissant; le beurre rance est nuisible et malfaisant, parce qu'il contient un acide particulier qui en forme une substance âcre et désagréable capable de produire des accidents.

Biscuit. — Gâteau nourrissant et léger, dont la pâte se digère facilement, parce que la fécule y est en si petite proportion avec le sucre et le blanc d'œuf qui le rend agréable à tous les estomacs.

Blanc d'Œuf. — Le blanc d'œuf cru est peu nutritif, indigeste et astringent; dans certains cas, il est quelque peu rafraîchissant.

Le blanc d'œuf, mangé cru, sortant de la coque, pèse sur l'estomac, parce que l'albumine qui le forme étant contenu dans des membranes entières, il en résulte une masse que l'estomac ne digère pas facilement. Cependant, quelques personnes le mangent ainsi sans incommodité, ce qui tient à ce qu'elles l'avalent encore chaud, au moment où l'œuf vient d'être pondu. Quand le blanc d'œuf est un peu battu, il est moins indigeste, mais peut encore nuire par sa viscosité, et on ne doit en user ainsi que dans le cas où les organes digestifs se trouvent relâchés; en faisant cuire le blanc d'œuf ses membranes se détruisent et il se digère bien plus facilement, mais il doit être très frais, plein et le faire cuire à la coque.

Bœuf à la Mode. — La viande se cuit dans son jus avec un peu d'eau dans un vase clos.

Le liquide, qui ne couvre que la partie inférieure de la viande, se réduit insensiblement en vapeur, laquelle ne pouvant s'échapper, pénètre son tissu, l'amollit sans la dessécher; en sorte qu'elle est à la fois humide, tendre, remplie de jus et, par conséquent, facile à digérer et nourrissante; on doit avoir le soin de ne pas trop l'aromatiser.

Boissons. — Les boissons peuvent être comprises dans quatre grandes classes : les boissons non fermentées, les fermentées, les fermentées et distillées, et les aromatisées.

L'art d'obtenir, par la distillation fermentée, une liqueur inflammable, nommée alcool, nous vient, dit-on, des Arabes qui furent les premiers distillateurs. L'alcool se retire du vin, des céréales, des pommes de terre, et généralement de tous les fruits et graines qui entrent en fermentation. — La médecine, la parfumerie, et les arts en général, tirent un grand parti de l'alcool pour leurs diverses préparations.

C'est avec l'alcool, le sucre et diverses substances aromatiques ou essentielles, que le liquoriste prépare cette immense variété de liqueurs qui, toutes, hormis quelques-unes, sont plus ou moins nuisibles à la santé. C'est ce qui a fait dire à presque tous les médecins que l'art de distiller les liqueurs fermentées, était une des inventions les plus funestes au genre humain.

Les boissons alcooliques, telles que le rhum, l'eau-de-vie, le kirch, l'absinthe, etc., etc., font d'immenses ravages parmi les classes ouvrières.

Plusieurs écrivains célèbres ont dépeint, avec une effrayante vérité, les nombreuses maladies occasionnées par l'abus des boissons spiritueuses, ainsi que l'abrutissement physique et moral dans lequel languissent les buveurs d'eau-de-vie; les gastrites, les squirres, les engorgements du foie et de la rate, les anévrismes, les tremblements, la chute des cheveux, l'hébétude, la folie, l'imprégnation alcoolique des tissus vivants, et parfois la combustion humaine spontanée dont on cite plusieurs exemples.

Les personnes sensées doivent donc rejeter d'une manière absolue toutes les boissons purement alcooliques; mais il est des cas de débilité constitutionnelle et d'atonie d'organes où certaines liqueurs composées produisent des effets stimulants, toniques et bienfaisants. Le punch, préparé convenablement et coupé de cinq ou six fois au poids d'eau, est réputé une boisson aussi saine qu'agréable pendant les chaleurs. Quelques élixirs, dont les formules se trouvent dans les pharmacies, possèdent des propriétés stomachiques incontestables; mais il ne faut pas oublier que ces liqueurs composées se prennent à petites doses, lorsque le cas l'exige, et ne doivent jamais être d'un usage habituel.

Nous dirons, pour augmenter l'aversion que doivent inspirer les liqueurs spiritueuses aux hommes expérimentés, que, trop souvent, hélas! les eaux-de-vie sont frelatées par des substances irritantes, narcotiques, incendiaires, afin de leur donner une saveur plus forte, un feu plus mordant. Ainsi, le poivre long, le stramonium, l'ivraie, l'alun, sont dissous dans les eaux-de-vie du commerce par des spéculateurs cupides que la police des boissons ne saurait punir trop sévèrement. Le laurier-cerise est quelquefois ajouté à l'eau-de-vie de grains et de pommes de terre, pour masquer son odeur empireumatique et lui donner une saveur plus agréable. Cette sophistication est des plus dangereuses lorsque le laurier-cerise s'y trouve en trop fortes proportions.

Nous concluons, avec tous les physiologistes et médecins, que l'usage de ces boissons, plus ou moins brûlantes, est presque toujours nuisible. Les alcooliques, en général, commencent par stimuler; violemment répétés, la sensibilité s'émousse, la membrane muqueuse de l'estomac se racornit, l'appétit diminue, de graves altérations peuvent survenir; enfin, l'abus de ces boissons use les organes, plonge l'homme dans l'abrutissement physique et moral, et accélère d'une manière effroyable la consomption de la vie.

Boucanées. — Viandes qui sont salées, et, en outre, desséchées à la fumée. Si l'on tient à ne prendre qu'une alimentation saine, il ne faut user de tels aliments qu'en petite proportion avec d'autres plus doux et frais, surtout avec des végétaux, de manière que ces viandes ne fassent partie d'un repas que comme assaisonnement seulement.

Boudin. — Aliment composé de sang, de graisse, de lard et de quelques aromates d'une saveur forte, qui se renouvelle longtemps par des rapports provenant de la pénible digestion qu'il détermine par sa pesanteur incommode, par la chaleur qu'il développe dans l'estomac, jusqu'à produire des douleurs vives et tous les accidents d'une mauvaise digestion. En sorte que, bien que très nutritif, le boudin est une mauvaise nourriture dont il ne faut user qu'avec beaucoup de ménagements, et n'en manger dans chaque repas qu'une petite quantité, afin que ces qualités malfaisantes soient atténuées par les autres aliments.

Bouilli. — Il y a deux choses dans la viande de bœuf : les fibres, qui sont la portion matérielle de l'aliment; le jus qui facilite la digestion des fibres et en forme un aliment excitant et très nourrissant. Mais, lorsque la viande se trouve en cuisson dans un vase contenant de l'eau, le jus passe dans le liquide qui constitue le bouillon; la gélatine et la graisse se confondent avec le jus dans le bouillon ; ce sont ces trois substances qui rendent le bouillon nourrissant. Aussi, le bouilli, proprement dit, n'offre-t-il que des fibres assez sèches, presque sans saveur, et n'est-il que faiblement nourrissant, à moins que la viande ne soit très peu cuite; d'où il suit que meilleur est le bouillon, moins bonne est la viande.

Bouillon. — Extrait de viande de bœuf, de veau ou de mouton, étendu dans une quantité plus ou moins considérable d'eau, à laquelle il s'assimile par l'action du feu. Le bouillon est d'autant meilleur que la quantité de viande se trouve en rapport proportionné avec la quantité d'eau.

Le bouillon, légèrement assaisonné de végétaux, nourrit promptement et rétablit l'équilibre vital dans toutes les fonctions organiques du corps. Mais, lorsqu'il est fortement assaisonné d'épices ou de végétaux, il nourrit moins, échauffe parfois ou rafraîchit.

Brème.— Poisson de rivière, à chair molle, visqueuse, indigeste et peu nourrissante, à moins qu'elle ne soit beaucoup assaisonnée; en général, c'est un mauvais aliment.

Brioche. — Gâteau nourrissant mais indigeste, à moins que la pâte ne soit bien levée. On ne doit en faire usage que dans des liquides stimulants, excitants et aromatisés.

Brochet.— Poisson de rivière, à chair blanche, ferme, feuilletée et savoureuse, de facile digestion; c'est un aliment qui convient aux estomacs faibles, délicats et aux convalescents.

C

Cacao. — Sorte d'amande stimulante, tonique, contenant une fécule abondante unie à une matière colorante brune, un peu amère et aromatique, avec une abondante quantité d'huile concrète : ce qui la fait désigner sous le nom de beurre de cacao. Cette amande est nourrissante et serait même très stomachique et facile à digérer, si elle contenait moins de cette huile concrète. Sa coque, en décoction dans du lait ou de l'eau, assaisonnée convenablement de sucre, est un aliment nourrissant, tonique, stimulant et très digestible; convient aux estomacs froids, faibles, délicats et convalescents.

Café. — L'arôme du café se développe par la torréfaction à point ; s'il est trop torréfié, l'arôme s'évapore ; s'il ne l'est pas assez, l'arôme ne peut se développer. Un café bien grillé ne doit être ni blond, ni noir.

L'infusion du café a une action stimulante sur le système nerveux et particulièrement sur le cerveau ; mais il faut se tenir en garde contre cette action, car, si elle est trop souvent répétée, elle agite, échauffe le sang et use les organes, ou bien elle s'émousse complètement par l'habitude.

Le café peut convenir aux constitutions lymphatiques, aux personnes faibles, indolentes, qui habitent un climat humide et mènent une vie sédentaire, qui ont l'estomac affaibli et non irrité. Les personnes maigres, nerveuses, irritables, prédisposées aux inflammations, et celles à qui les boissons stimulantes sont contraires, feront bien de s'en abstenir, ou du moins de ne le prendre que mêlé à de la crème ou à du lait. Malgré que le café à la crème soit d'une digestion moins aisée que le café au lait, c'est encore un aliment assez sain pour être supporté par beaucoup de personnes.

Caille. — Gibier dont la chair grasse est nourrissante, mais échauffante et indigeste ; à l'automne, au printemps et en été, c'est un délicieux aliment, d'une digestion plus aisée.

Caillé. — Le caillé forme une gelée blanche, tremblante, aigrelette, qui ne contient ni crême, ni beurre, qui est très rafraîchissant et facile à digérer. Quand on le fait égoutter et qu'on le mange à l'état de fromage blanc, avec du sel ou du sucre, il se digère assez bien, mais il est plus compacte et moins léger. Quand le caillé a été séparé promptement du lait par la présure, il est moins acide, ainsi que le fromage blanc que l'on en forme, plus doux, mais se digère plus difficilement.

Canard. — La chair du canard est brune, ferme, savoureuse et facile à digérer quand il est jeune et étouffé plutôt que saigné; mais, lorsqu'il est trop gras, il est indigeste; s'il est trop vieux, il nourrit moins.

Canneberges. — Fruit doux, sucré, rafraîchissant et tonique, qui convient aux estomacs faibles, irrités et échauffés.

Cannelle. — Aromate tonique, stimulant et échauffant; mais, mêlée comme assaisonnement aux aliments qui manquent de saveur ou qui n'excitent pas assez l'action de l'estomac, elle devient un digestif utile.

Câpres. — Assaisonnement végétal préparé au vinaigre, fortement pénétré de ce liquide. Il faut considérer la câpre, ainsi préparée, comme du vinaigre pur et en attendre les mêmes effets; c'est donc avec raison que l'on en défend l'usage, et surtout l'abus aux femmes et aux enfants, aux convalescents qui les recherchent avec le plus d'empressement et auxquels elles sont d'autant plus nuisibles, que leur estomac est plus faible et plus irritable.

Capucine. - Assaisonnement végétal, excitant, stimulant les fonctions digestives, mais échauffant.

Carpe. — Poisson de rivière, de deux genres : l'un gras et l'autre maigre. La carpe grasse est un aliment peu agréable, répugne promptement et d'une mauvaise digestion; il n'en est pas de même de la carpe maigre, qui a une chair savoureuse, délicate, ferme, d'une facile digestion ; convient aux estomacs délicats et aux convalescents.

Carotte. — Racine végétale, d'un goût un peu aromatique, qui permet qu'elle se digère lentement, sans produire des vents. On rencontre des morceaux entiers de cette racine chez les convalescents qui n'ont pu être attaqués par leurs organes digestifs.

La carotte sauvage, qui croît dans les lieux champêtres et sablonneux, est un aliment tonique, rafraîchissant, stimulant les fonctions de l'estomac et du foie; convient aux estomacs irrités, échauffés, paresseux et aux convalescents.

Carrelet. — Poisson de rivière, à chair délicate, tendre, savoureuse et d'une facile digestion ; convient aux estomacs fatigués et aux convalescents.

Cacis. — Fruit d'une saveur acidulée, sucrée, parfumée par l'arôme contenu dans l'écorce ; cette odeur est due à une huile essentielle qui donne aux fruits de cacis entiers une propriété tonique et stomachique.

Céleri. — Végétal qui renferme avec son mucilage un principe aromatique d'une saveur prononcée. Le céleri cru est excitant, échauffant et indigeste ; la cuisson ne détruit qu'une partie de ses qualités excitantes ; à cet état, il devient moins difficile à digérer que lorsqu'on le mange cru, mais il faut n'en laisser manger beaucoup à la fois qu'aux personnes robustes ou qui ont besoin d'aliments échauffants.

Cerf. — Gibier dont la chair est dure, coriace, peu nourrissante, échauffante et indigeste ; il n'est un aliment agréable et sain que lorsqu'il est jeune.

Cerfeuil. — Végétal excitant, tonique, mais échauffant ; on ne doit en user qu'en petite quantité dans les assaisonnements.

Cerises. — Fruit rafraîchissant, doux, tonique et nourrissant. Les cerises amères sont échauffantes et astringentes.

Cervelles. — Les cervelles ont cela de commun avec les foies, que leur base principale est une matière analogue au blanc d'œuf, et qu'elles sont également durcies par la cuisson ; elles ne contiennent pas de graisse, bien qu'elles aient l'apparence graisseuse ; elles semblent ne point différer dans les divers animaux, et ont, en effet, dans tous, la plus grande analogie. On estime cependant beaucoup moins, et avec raison, la cervelle de bœuf que celles de veau et de mouton. Les cervelles des petits animaux sont encore plus délicates, mais c'est en général un aliment fade et insipide, dans lequel la quantité de phosphore et d'extrait de viande, que les chimistes y ont trouvé, n'est pas assez considérable pour exciter l'action digestive de l'estomac ; en sorte qu'il est lourd, et ne peut être facilement digéré qu'en en relevant la saveur par des assaisonnements un peu excitants. Il ne faut donc en manger que peu. La cervelle nourrit d'ailleurs assez lorsqu'on la digère.

Champignons.— Végétal qui se rapproche de la nature de la viande par la quantité d'azote qu'il contient, qui est susceptible de se putrifier à la manière

Chocolat.— Le chocolat se prépare à l'eau, au lait et à la crème; il est toujours tonique, nourrissant, stimulant et échauffant, facile à digérer, mais il est dans certains cas assez lourd pour incommoder beaucoup de personnes. Il arrive souvent que, pendant la digestion de cet aliment, on éprouve une sorte d'engourdissement léger dont l'esprit même se ressent, ce qui rend le travail de tête plus difficile jusqu'après le repas suivant. On doit remarquer que les aromates qu'on ajoute au chocolat en favorisent la digestion. Cet aliment convient aux estomacs froids ou qui ont besoin d'aliments échauffants et aux personnes qui habitent les contrées humides.

Chou. — Le chou n'a pas toutes les qualités merveilleuses qu'on lui attribuait, ni les propriétés malfaisantes dont l'accusent les personnes qui ne peuvent le digérer.

Il contient une matière âcre, mais non piquante et volatille; lorsqu'il est bien cuit, c'est un aliment assez doux et nourrissant qui se digère en général assez bien et relâche parfois le ventre. En le faisant cuire avec une viande grasse, il devient plus indigeste. Dans tous les cas, il faut préférer les parties les plus blanches du chou; les feuilles vertes, et par conséquent les choux verts, sont très indigestes ainsi que les grosses côtes des feuilles blanches.

Les qualités du chou-fleur sont à peu près les mêmes; il est seulement un peu plus délicat si l'on rejette les grosses tiges.

Choucroute.. — Dans la préparation de la choucroute, le sel et l'acide qui se sont développés par la fermentation, ont remplacé le principe âcre et sulfureux du chou; il en résulte un aliment plus sain, plus nourrissant et plus facile à digérer que ce dernier, malgré que quelques estomacs la supportent difficilement.

Ciboule. — Assaisonnement végétal, excitant, stimulant les fonctions digestives, mais échauffant.

Citrons. — Fruit rafraîchissant, tonique, stimulant et excitant les fonctions digestives; excellent assaisonnement pour beaucoup d'aliments.

Civet. — Sorte d'étuvée de lièvre ou de lapin, fortement assaisonnée. Le civet est un aliment nourrissant, mais échauffant et ne convient qu'aux estomacs robustes, ainsi qu'aux personnes qui font des exercices actifs.

Clous de gérofle. — Aromate tonique, excitant qui peut être employé comme assaisonnement dans un grand nombre d'aliments; il n'est échauffant qu'en trop grande quantité.

Cochon de lait. — Plus les animaux sont jeunes, plus ils sont gélatineux, moins ils nourrissent, et plus la digestion en est difficile.

Le cochon de lait a plus de matière glaireuse que de chair; c'est un aliment fade, indigeste et peu nourrissant; ne peut convenir qu'à des estomacs robustes.

Cœur des animaux. — Cette partie diffère si peu de la chair des animaux dont elle provient, qu'on pourrait se dispenser de l'en distinguer sous le rapport des qualités alimentaires.

Néanmoins, le cœur conserve ordinairement, surtout dans les grands animaux, des portions de gros vaisseaux dont la digestion n'est pas aussi facile que celle du cœur lui-même.

Coing. — Fruit acerbe, aromatique, tonique et astringent. La cuisson et le sucre diminuent un peu ses propriétés, ainsi que l'aromate et l'acerbité qui lui sont propres, mais ils ne les détruisent pas. La confiture de coing est d'assez bon goût, tonique, stomachique et astringente.

Concombre.-- Végétal aqueux, doux, rafraichissant, d'une saveur peu agréable, nourrit peu; on doit fortement l'assaisonner pour le rendre un aliment supportable et digestible.

Coq de bruyère. — La chair des coqs jeunes est tendre, ferme, nourrissante, assez facile à digérer; car, vieux, la chair est noire, dure et sent le sapin.

Coriandre. — Assaisonnement aromatique, tonique, un peu échauffant, qu'on peut assimiler aux aliments, car il n'irrite que rarement.

Cornichon. — Végétal préparé au vinaigre, fortement pénétré de ce liquide, assaisonnement excitant, dont on doit user avec modération. Les femmes, les enfants et les convalescents recherchent avec avidité ce genre d'excitant qui leur est d'autant plus nuisible, que leur estomac est plus faible et plus irritable.

Côtelettes. — La chair des côtelettes, en général, est savoureuse, succulante, nourrissante, excitante et très digestible; convient aux estomacs faibles, délicats et aux convalescents.

Coutumes alimentaires. — Il est plusieurs aliments et boissons dont on fait un fréquent usage en Europe, qui étaient complètement inconnus aux anciens, tels que le sucre, le beurre, le chocolat, les fécules, l'alcool et la nombreuse famille des liqueurs alcooliques.

Une grande partie de l'Asie a adopté le riz pour sa principale nourriture, et plus de la moitié de l'Afrique s'alimente avec le mil.

Plusieurs peuplades d'Ethiopie se nourrissent de sauterelles; on les suppose descendantes des anciens *acridophages* ou mangeurs de sauterelles.

Les Arrakanais font une espèce de bouillie infecte avec du poisson pourri et la mangent avec délices. Du reste, les anciens Romains étaient très friands d'un entremets à peu près semblable nommé *garum*, fait avec des lamproies putréfiées et dont la puanteur nous ferait reculer.

Les Persans trouvent un aliment sain dans le salep et le tapioca; les Indiens, dans l'arrow-aroot à la barane; les Malaisiens, dans le sagou et l'arbre à pin; les Abyssins, dans le sésame; l'Amérique du nord vit de maïs; l'Amérique du sud, de manioc; les iles de la mer du sud tirent en partie leur subsistance de l'arbre à pin et du cocotier; les dattes et les bananes font la base de la nourriture des Arabes; une partie de la Mingrelie, vit de sorgho; les Levantins et tout l'Archipel grec font une prodigieuse consommation de figues et d'olives; les Turcs regardent le pilau aux raisins de Corinthe comme indispensable à leur nourriture; les Cafres mangent de la farine de mil et de maïs dans du lait caillé; les Hottentots avalent indistinctement toute espèce de viande et de poisson; les Kalmouks et les Tatars dévorent la chair de cheval fumée et presque crue; le Groënlandais s'alimente de poissons et d'herbes marines; le Lapon mange la chair de ses rennes;

l'Irlandais, la chair de ses chiens et de la gelée de lichen; le Kamtschale dévore la viande crue et se gorge de poissons putréfiés; le sang de veau marin est sa boisson favorite ; le Norwégien fabrique son pain avec l'écorce de bouleau et la farine d'avoine ; il aime aussi le poisson pourri ; les Jakoutes font preuve d'une gloûtonnerie inouïe : lorsqu'on les invite à manger, ils se dépouillent de tout vêtement dans le but d'avoir le ventre plus à l'aise, et, après avoir copieusement ingurgité, ils se roulent sur le ventre, afin de presser leurs intestins et d'y faire encore une place pour recevoir de nouveaux aliments.

L'instinct et l'habitude semblent avoir divisé les habitants de la terre en deux camps sous le point de vue alimentaire : les frugivores, dans les climats chauds; et les carnivores, dans les contrées froides.

L'Indien est tout-à-fait frugivore; le Français est déjà plus carnivore que l'Espagnol et que l'Italien ; mais il l'est moins que l'Anglais et l'Allemand ; les Tatars, quoique très carnivores, sont encore dépassés par les hommes qui habitent les zônes septentrionales. La raison de ces distinctions se trouve naturellement dans le climat ; la chaleur disperse les forces à la périphérie du corps ; le froid concentre l'énergie vitale à l'intérieur et surtout à l'estomac.

Crabes. — Poisson de mer à chair blanche, fine, ferme, délicate, très nourrissante et d'un facile digestion. Cette chair, au surplus, est remarquable en ce qu'elle excite beaucoup de chaleur et stimule l'estomac ; c'est même un aliment si échauffant, qu'on ne saurait en manger beaucoup sans exciter des désirs qui seraient dangereux chez les jeunes gens.

Crême. — Aliment préparé avec du lait, du sucre, des œufs et des aromates; la crême, ainsi préparée, est savoureuse, nourrissante, mais d'une digestion difficile; on ne doit en manger qu'en petite quantité si on n'a pas un estomac robuste.

Cresson. — Le cresson est loin d'être rafraîchissant comme le croient quelques personnes. Il contient du soufre, et sa saveur un peu piquante, annonce sa propriété excitante; il se digère assez bien, mais échauffe si on en mange beaucoup à la fois sans être mélangé à d'autres végétaux bien assaisonnés.

Crevettes. — Poisson de mer à chair ferme, délicate, agréable, savoureuse, nourrissante et très digestible, très recherchée; convient aux estomacs délicats et aux convalescents.

Crudités. — Le nombre des végétaux que l'on mange crus est très petit: après les fruits, ce sont principalement les salades, les radis, les raves; c'est ce que l'on appelle des crudités. La digestion en est toujours plus difficile que des végétaux cuits; il faut en laisser l'usage aux estomacs robustes, aux personnes en bonne santé, et, dans tous les cas, il est prudent de n'en manger qu'en petite quantité et en les mêlant avec d'autres aliments plus salubres et plus nourrissants.

On mange aussi quelques viandes crues : nous avons déjà nommé les anchois, on mange aussi du saumon, du jambon ou du bœuf salé; enfin, on trouve sur les tables certains saucissons faits de chair crue de mulet. Ces aliments sont très nourrissants quand l'estomac a assez de force pour les digérer.

On n'en use, en général, qu'en faible proportion, avec du pain et d'autres mets; le mieux serait de s'en abstenir tout-à-fait.

Presque toutes les substances alimentaires ont donc besoin de préparations, dont la principale est la cuisson.

Cuisson des aliments. — On cuit les viandes de quatre manières : on les fait bouillir, rôtir, à l'étuvée ou frire. Les viandes bouillies donnent à l'eau tout le suc nourrissant, et loin d'être attendries, elles sont plus difficiles à dissoudre dans l'estomac. Voilà pourquoi le bœuf, ainsi que toutes les autres viandes bouillies, finissent, après avoir été péniblement digérées, par fournir beaucoup d'excrément et peu de nourriture au corps.

C'est le contraire pour le rôti, parce que le feu saisit sa surface, et y forme, selon le degré de chaleur et la qualité de la viande, une couche plus ou moins colorée, qui retient toutes les parties que l'eau aurait extraites.

Dans cette préparation, la chair conserve presque tout son jus; aussi elle est plus soluble dans l'estomac, plus tonique, plus nourrissante que par tout autre mode de cuisson.

Il en est de même des viandes qu'il faut absolument cuire ainsi pour les faire digérer; telles sont le cochon de lait, l'agneau, le chevreau et même le veau. Mais les viandes noires, qui sont naturellement toniques, le deviennent souvent trop quand on les fait rôtir, du moins pour certains estomacs qui ne peuvent supporter les excitants.

L'étuvée se fait de deux manières : la viande se cuit dans le jus avec un peu d'eau dans un vase clos; le liquide qui ne couvre que la partie inférieure de la viande se réduit insensiblement en vapeur, laquelle ne pouvant s'échapper, pénètre son tissu, l'amollit sans la dessécher, en sorte qu'elle est à la fois humide, tendre, remplie de jus, et par conséquent, facile à digérer et nourrissante : telles sont le bœuf à la mode et les daubes.

L'autre sorte d'étuvée est moins saine, en ce qu'on y joint du vin, plus d'aromates et d'assaisonnements, et que l'eau y étant plus étendue, a extrait une partie de jus de la viande; c'est ainsi qu'on prépare les poissons sous le nom de matellote; le lièvre et même le lapin sous le nom de civet, ainsi que le chevreuil et d'autres gibiers.

Dans la friture, il se forme à la surface de la viande une espèce de croûte, d'enveloppe mince, formée de graisse, de beurre ou d'huile; une chaleur très forte étant nécessaire au succès de cette préparation, on ne doit pas s'étonner que la friture soit excitante et dangereuse pour les estomacs, et irritable, d'autant plus que la couche grasse est plus épaisse, que les viandes sont entourées de pâte qui absorbe plus de friture, et que cette dernière étant échauffée plus fortement, le danger de cette préparation se rencontre dans la surface frite; car, si on rejette cette croûte pour ne manger que la viande, on la trouve tendre, savoureuse et nourrissante, parce qu'elle a conservé tout son jus.

Les meilleures fritures sont celles des poissons frais, peu gras, afin qu'ils cuisent plus promptement. Les roux qui se font avec de la farine roussie dans le beurre, la graisse ou l'huile, et dans lesquels on fait cuire les viandes, sont encore plus dangereux et ne peuvent être supportés que par les estomacs robustes. C'est une des preparations les plus excitantes, les plus capables d'irriter, de déranger la digestion, de causer des aigreurs et des douleurs d'estomac.

La plus grande partie des légumes et des herbes potagères se cuisent dans l'eau; quelquefois on se sert aussi de l'eau dans laquelle ils ont cuit pour les assaisonner, et on achève la préparation avec le beurre, la graisse et autres assaisonnements. Pour avoir une idée exacte des propriétés d'un mets ainsi apprêté, il faut se rappeler les qualités de l'aliment principal, celles des assaisonnements, et juger par là de l'effet mixte qui peut en résulter, en tenant compte des modifications produites par la cuisson plus ou moins forte.

La cuisson des végétaux dans l'eau en rend la digestion plus facile, plus prompte; l'eau leur enlève souvent des principes âcres, excitants et les adoucit; il en est d'autres qui n'ont pas besoin d'être cuits dans l'eau. Il suffit d'ajouter une petite quantité d'eau, de lait, de bouillon, de vin qu'ils absorbent et de les sauter, suivant l'expression de cuisine, dans le beurre, la graisse ou l'huile, avec des assaisonnements convenables, pour les mettre en état d'être attaqués par les organes digestifs. Mais, s'ils sont préparés au gras, ils ont toutes les qualités échauffantes des viandes, mais à un moindre degré; au maigre, ils conservent presque toutes leurs qualités, ils ne deviennent échauffants, qu'autant qu'une trop forte cuisson aurait donné de l'âcreté au beurre ou à l'huile, ou que l'on y aurait ajouté des aromates en quantité trop forte.

Les légumes cuits à moitié sont durs, coriaces et d'une pénible digestion, d'autant plus que les assaisonnements gras dont ils sont enduits en empêchent la dissolution dans l'estomac.

La viande trop cuite est desséchée, racornie, privée de suc, de graisse, moins tendre, moins facile à digérer, moins riche en principes nutritifs et réparateurs. Si, au contraire, une viande n'est pas assez cuite, elle est plus molle que vraiment tendre. Il est préférable de manger les viandes avant que la cuisson en soit complète. On doit aussi avoir égard à la qualité et à l'espèce des viandes.

Les blanches, et surtout peu faites, ont besoin d'être plus cuites que du mouton ou du filet de bœuf.

D

Dattes. — Fruit doux, tonique, savoureux, stomachique et nourrissant, mais indigeste et causant des rapports brûlants, qui sont toujours à redouter, si l'on en mange beaucoup.

Daubes. — Voyez bœuf à la mode.

Digestion. — Les aliments, grossièrement broyés par les dents et imprégnés de salive, descendent dans l'estomac, là ils s'imprègnent des sucs que secrète cet organe. Les sucs gastriques ramollissent le bol alimentaire, et au bout d'une heure et demie à deux heures, la masse des aliments est réduite en une pâte grisâtre, acidée, à laquelle on a donné le nom de chyme. Ce sont les aliments les plus rapprochés des parois de l'estomac qui se chimifient les premiers : la chimification se fait de la circonférence au centre de la masse alimentaire. Le chyme le plus élaboré se rapproche à l'ouverture inférieure ou pylorique de l'estomac, et de là, passe dans l'intestin *duodenum*. Arrivé dans cet intestin, qu'on peut considérer comme un second estomac, le chyle se trouve en contact avec le suc pancréatique et la bile, humeurs de nature alcaline, qui lui font subir une nouvelle transformation. Le chyme arrivé dans le *duodenum*, perd l'acidité qu'il avait dans l'estomac; les matières grasses qu'il contient, se combinant avec les sucs biliaires et pancréatiques, produisent une espèce d'émulsion de saveur doucâtre.

L'amidon du pain et des aliments féculents se convertit en matière sucrée : la fibrine animale se dissout en gelée, la gélatine se délie complètement, les parties caséeuses sont dissoutes; enfin, après que tous les principes chimiques contenus dans les aliments ont subi une dernière transformation dans le *duodenum*, le chyme se sépare en deux parties, l'une solide excrémentelle, qui doit parcourir toute la longueur du canal intestinal pour être rejetée au dehors; l'autre est un liquide blanchâtre, nommé chyle, qui est absorbé par les vaisseaux chylifères, dont les orifices s'ouvrent dans les intestins. Le chyle pris par ses vaisseaux, est conduit dans le réservoir thoracique, et de là, dans la masse du sang veineux, pour fournir à l'hématose les principes combustibles qui entretiennent la chaleur vitale.

Telle est la marche que suit la digestion des aliments. L'alimentation rend au sang ce qu'il avait perdu pour subvenir à la nutrition des organes et par les diverses excrétions du corps; d'où l'on doit conclure, que l'hématose, ou formation du sang, et la chaleur des corps vivants, prennent leur source dans l'alimentation.

L'action de l'estomac et des sucs gastriques biliaires et pancréatiques n'est point la même sur toutes les substances alimentaires.

Parmi ces substances, il en est qui se digèrent très facilement, tandis que d'autres sont plus réfractaires à l'action gastrique. Ainsi, quant à la digestibilité des substances alimentaires et la durée de la digestion, on peut, en général, établir la moyenne suivante :

Les fécules, les principes amylacées, le lait, les fruits mûrs, les viandes blanches de jeunes animaux et de poissons frais, les œufs mollets, sont digérés dans l'espace d'une heure et demie à deux heures. Les bouillons, les consommés de viande de bœuf, les viandes rôties, le poisson en général, le pain, demandent deux à quatre heures de digestion.

Les viandes bouillies, les ragoûts, les graisses, la viande de porc, certaines volailles, comme l'oie, le canard, certains poissons huileux, les pâtisseries, exigent un temps plus long encore pour être digérés.

Enfin, les aponevrons, les tendons, le blanc d'œuf concrète, les truffes, les champignons, les fruits secs, les noix et les amandes, le pain chaud sortant du four, sont d'une digestion difficile et demandent toutes les forces digestives de l'estomac.

Il est des substances condimentaires qui, mêlées aux aliments, en facilitent la digestion : le sel de cuisine, les épices de bonne qualité, les bons vins, le bicarbonate de soude, le sucre; les substances amères, comme la rhubarbe, le cachou; d'autres substances au contraire, ralentissent et peuvent troubler la digestion, telles que l'eau, prise en abondance après le repas, les matières grasses, huileuses, les préparations antimoniales, certaines plantes comme la douce-amère.

Cet aperçu, quoique très succint de la fonction digestive, fera comprendre le grand rôle que joue l'estomac dans l'organisme humain, et combien il est important pour la santé, de toujours le conserver dans son état normal, en lui appliquant les règles hygiéniques.

Dindon. — La chair du dindon est tendre, ferme, contient beaucoup de matière nourrissante : elle ne contient pas assez de graisse pour être indigeste, et renferme un principe excitant qui en aide la digestion. C'est un aliment assez délicat et sain lorsqu'il est jeune, engraissé avec soin et surtout la femelle.

Dorade. — Poisson de mer à chair délicate, savoureuse, légère, facile à digérer et très nourrissante. C'est un aliment d'un goût exquis, qui convient aux estomacs délicats, faibles et aux convalescents.

E

Eau. — L'eau est la boisson la plus naturelle à l'homme et à tous les animaux.

L'eau entièrement pure est fade et lourde; la meilleure eau potable est celle qui est la plus aérée. On reconnait qu'une eau est potable lorsqu'elle dissout parfaitement le savon, lorsqu'elle ramollit et cuit bien les légumes à gousses : pois, haricots, lentilles, etc.; lorsqu'elle est sapide, exempte de mauvais goût et d'odeur. — L'eau de neige fondue n'est mauvaise que parce qu'en se congélant elle a perdu l'air qu'elle contenait; elle redevient bonne en s'aérant de nouveau. L'eau de puits est généralement chargée de différents sels qui la rendent peu potable; cependant, il existe un grand nombre de puits dont l'eau est assez bonne et assez abondante pour fournir aux besoins de certaines populations privées de fontaines. L'eau de pluie recueillie dans des réservoirs ou citernes, est très bonne lorsqu'elle est aérée ; la privation d'air la rend indigeste. Le moyen de lui rendre l'air qu'elle a perdu, consiste à la battre en tous sens avec une manivelle. L'eau de source est meilleure prise loin de la source qu'à sa sortie du sol, surtout lorsqu'elle court sur un lit de graviers. L'eau de rivière est de toutes les eaux celle qu'on doit préférer, parce qu'elle est ordinairement exempte de matières salines, et qu'elle s'est saturée d'air par les mille froissements de ses ondes.

Echalottes. — Assaisonnement qui relève le goût des aliments et en rend la digestion plus facile et plus prompte.

Ecrevisses. — Les écrevisses sont rafraîchissantes, excitantes, toniques et d'une facile digestion. C'est un aliment qui convient aux estomacs irrités qui ne peuvent supporter une abondante alimentátion.

Endive. — Végétal rafraîchissant et excitant, qui se mange en salade.

C'est un aliment assez digestible qui convient aux estomacs échauffés et paresseux.

Eperlan. — Poisson de rivière, à chair délicate, légère, nourrissante et très digestible. L'éperlan est un aliment d'un goût agréable, qui convient aux estomacs délicats et aux convalescents.

Epices. — Les épices, poivre, gérofle, cannelle, muscade, gingembre, piment, etc., originaires des pays chauds où les ardeurs du climat affaiblissent les forces vitales, ces substances excitent violemment les papilles de la langue, les glandes salivaires et la muqueuse gastro-intestinale. Cette excitation a pour résultat une abondante sécrétion de salive et de sucs gastriques très propres à la dissolution du bol alimentaire. On doit être très sobre de ces condiments et n'en faire usage que pour certains aliments fades ou de digestion difficile. Leur emploi fréquent peut donner lieu à des irritations de l'estomac et à la langue, user la sensibilité, plonger les organes digestifs dans une atonie d'où l'on ne peut les tirer qu'en doublant la dose de ces stimulants énergiques.

Pour nos climats tempérés, le thym, le serpolet, la sarriette, la sauge, la pimprenelle, le céleri, le laurier, le persil, le cerfeuil, l'estragon, la moutarde, l'ail, l'échalotte, l'ognon, la rocambole, la ciboule, le poireau, etc., sont plus que suffisants pour déterminer une stimulation favorable à la digestion.

Epinards. — Végétal rafraichissant, excitant et laxatif, facile à digérer, bien que sa couleur verte ne soit pas détruite et passe avec les excréments.

Epine-Vinette. — Fruit rafraîchissant, nourrissant et stimulant les fonctions de l'estomac.

Escargots. — La chair de l'escargot est peu nourrissante et d'une pénible digestion; d'un goût insipide et a besoin de forts assaisonnements pour être agréable aux estomacs robustes.

Estragon. — Assaisonnement excitant les fonctions de l'estomac, tonique et rafraîchissant.

Esturgeon. — La chair de l'esturgeon est délicate. savoureuse, mais grasse, et qui fatigue les estomacs débiles ; ne nourrit qu'en pesant beaucoup, et a besoin d'être rôtie et fortement assaisonnée.

Extrait de viandes, ou osmasome. — C'est la partie la plus nourrissante des animaux, comme la fécule dans les végétaux ; mais elle s'assimile plus facilement au corps, nourrit plus vite et produit plus de chaleur. Ceci suffit pour expliquer pourquoi la nourriture végétale est plus douce, plus rafraîchissante, et la nourriture animale plus chaude, plus excitante. C'est une alimentation qui convient aux personnes débiles, faibles et lymphatiques.

F

Faisan. — La chair du jeune faisan est blanche, tendre, délicate, savoureuse et facile à digérer ; pour la rendre des plus agréables au goût, elle a besoin d'être mise en venaison.

Fécule. — on peut dire que la fécule est l'aliment par excellence : non-seulement c'est la substance la plus répandue, et qui se trouve dans le plus grand nombre de végétaux, mais c'est aussi, de toutes les matières alimentaires, celle qui nourrit le plus complètement, qui s'unit le plus aisément à nos organes, et qui laisse le moins de résidu de digestion. Les fécules de pommes de terre, de châtaignes, de sagou, de salep, de tapioka, d'arrow-root, sont très-nourrissantes et très digestibles. Les fécules de pois, de haricots, de lentilles, sont encore plus nourrissantes que les précédentes, mais elles ont l'énorme inconvénient d'être flatulentes.

Fèves de marais. — La fève de marais, à sa maturité complète, est un aliment tonique, nourrissant, d'une facile digestion. La jeune fève forme une nourriture douce et légère.

Les fèves crues sont lourdes et indigestes.

Figue. — Fruit rafraîchissant, sucré, mucilagineux, tonique et nourrissant, mais indigeste; la figue sèche est très-indigeste et cause des rapports brûlants qui sont toujours à redouter si l'on en mange un peu trop.

Flan. — En général, les flans sont savoureux et nourrissants, et malgré les aromates qui entrent dans leur préparation, ils sont indigestes, et par conséquent ne peuvent convenir qu'à des estomacs robustes.

Foies. — Les foies présentent de grandes différences dans leurs qualités alimentaires. Celui de bœuf contient beaucoup de sang et forme un aliment très lourd qui devrait être reservé pour donner au bouillon plus de corps, de couleur et de goût, en le joignant à la viande et aux légumes dans le POT-AU-FEU. Le foie de veau est préférable, mais il faut remarquer qu'en général les foies de tous les animaux sont composés, en majeure partie, d'une substance analogue au blanc d'œuf, ce qui explique pourquoi la cuisson augmente plutôt leur dureté que de les attendrir. Aussi, plus le foie de veau est cuit, plus il est compacte et difficile à digérer; il faut le manger, pour ainsi dire, saignant, et même à cet état, c'est un mauvais aliment qui pèse sur l'estomac, si l'on en mange beaucoup. Les foies de mouton et de cochon sont aussi bons que celui de veau; ceux des animaux moins gros n'en diffèrent que par un peu plus de délicatesse; il en est de très recherchés dans quelques poissons.

Ce sont les foies gras qui jouissent d'une grande réputation, et cependant ils sont les plus indigestes de tous, parce qu'aux inconvénients propres aux foies se trouvent joints ceux d'une surabondance de matière graisseuse qui en rend la digestion encore plus pénible, et malgré que cet aliment ne fournisse qu'une petite quantité de substance vraiment nourissante.

Fraises. — Fruit froid, rafraîchissant, parfumé et savoureux, qui nourrit peu et relache parfois le ventre sans incommoder. On doit corriger la froideur des fraises en les assaisonnant avec des toniques et des stimulants pour en rendre la digestion plus facile.

Les framboises et les fraises ont à peu près les mêmes qualités et ne peuvent convenir qu'aux personnes en bonne santé.

Fraise de Veau.— Partie délicate du veau qui se prend dans les parties les plus tendres du ventre de l'animal. C'est un aliment peu nourissant, mais très rafraîchissant, qui convient aux estomacs échauffés et détruit les constipations opiniâtres.

Friture. — Préparation de certains aliments au feu ardent qui rend la friture excitante et dangereuse pour les estomacs faibles et irritables, d'autant plus que la couche frite se trouve plus épaisse que la partie de l'aliment qu'elle contient.

Le danger de cette préparation se trouve dans la surface frite; car, si on rejette cette croûte pour ne manger que ce qu'elle enveloppe, on le trouve bon, savoureux et très nourissant, parce que le principe nutritif n'a pas été absorbé par la croûte. Les meilleures fritures sont celles des poissons frais, peu gros, afin qu'ils cuisent plus promptement.

Fromage. — Certains fromages vieux, décomposés, puants, nauséabonds, putrifiés, infects, recherchés de quelques soi-disant gourmets à goût dépravé, sont très mauvais à la santé; non-seulement ils irritent la langue et le palais, mais ils peuvent occasionner des irritations d'estomac et des affections gastriques. Le fromage frais est exempt de ces graves inconvénients. Pour les estomacs qui le digèrent bien, c'est un bon aliment.

Fruits. — Les fruits sont généralement composés de mucilage, de sucre, d'eau et d'un principe acide. Les fruits se mangent frais ou secs. Ils sont d'autant plus nourrissants qu'ils sont plus sucrés et qu'ils séjournent plus longtemps dans l'estomac. C'est pourquoi les fruits qui ont perdu leur acidité par la cuisson ou la dessication, et dont le principe sucré s'est au contraire développé, sont plus nourrissants que les fruits frais.

Les fruits qui contiennent plus de principes nutritifs sont : les noix, les noisettes, les amandes, les faines, les figues, les dattes, les raisins secs, les poires et pruneaux secs.

Les dattes et les figues sont pour les peuples d'Asie une ressource précieuse.

Les fruits les moins nourrissants sont : les oranges, les pommes, les poires, les abricots, les pêches, les prunes, les cerises, les mûres, les fraises, les framboises, les melons, les pastèques, etc., etc.

Les fruits acerbes ou très acides ne doivent se manger qu'après avoir été cuits, car ils produisent de graves désordres dans l'estomac et dans les fonctions digestives.

G

Gaude. — Aliment nourrissant, rafraîchissant et facile à digérer. L'embonpoint de ceux qui en vivent atteste la salubrité de cette nourriture.

Gélatine. — La gélatine est bien moins nourrissante que la fibrine; elle n'est point excitante comme l'extrait de viande, et comme elle se digère facilement et promptement ainsi que la fécule, et qu'elle forme un aliment doux et léger, passe pour rafraîchissante. Tel est, en effet, le caractère de l'alimentation qu'elle procure. On peut même établir en règle que plus une viande contient de gélatine, moins elle renferme d'extrait, et plus elle est rafraîchissante. Cet effet est même si prononcé dans les jeunes animaux et les viandes blanches où elle abonde, que souvent la digestion en devient pénible, fatigante, au point de donner le dévoiement. En conséquence, on ne doit se servir comme alimentation de la gelée qui se forme à la surface d'un bouillon très fort ou de viandes refroidies que rarement.

Gingembre. — Assaisonnement aromatique, tonique, excitant, mais très échauffant; sa saveur très piquante, irrite l'estomac; on ne doit en user qu'en petite quantité.

Goujon. — Poisson de rivière à chair tendre, délicate et nourrissante; c'est un aliment agréable, et d'autant plus facile à digérer, qu'il est peu gras.

Graisse. — La graisse est la partie de la chair des animaux la moins importante comme aliment; elle présente des caractères particuliers dans chaque espèce. Seule, elle devient un très mauvais aliment qui se digère difficilement et cause des rapports brûlants et des douleurs à l'estomac.

La graisse en petite quantité, mêlée comme assaisonnement à d'autres substances alimentaires, est nourrissante et se digère assez bien; prise en trop grande quantité, elle devient indigeste. La graisse échauffée ou rance est toujours nuisible.

Gras-double. — Partie grossière du ventre de bœuf, qui a besoin d'un assaisonnement propre à en relever le goût pour en faire un aliment nourrissant, un peu rafraîchissant, mais indigeste si on en mange trop.

Grenouille. — La grenouille a une chair tendre, délicate, rafraîchissante, peu nourrissante, d'une digestion facile; elle convient aux estomacs échauffés, faibles et délicats.

Grives. — Petit gibier très recherché, dont la chair colorée, délicate, fine est très savoureuse, et excitante comme celle des animaux sauvages, fort nourrissante et semble préférable à celles des autres petits oiseaux ; bien qu'elle soit très grasse, surtout en automne, qu'elle pèse comme les viandes trop grasses, et qu'elle ne soit bien digérée qu'en l'assaisonnant beaucoup.

Groseille. — Fruit acide, rafraîchissant, légèrement sucré, tonique, contenant beaucoup de gelée, qui en fait un aliment léger et rafraîchissant pour les estomacs échauffés, délicats, et convient aux convalescents.

Gruau. — Avoine dépouillée de son écorce et concassée très menue qui sert à préparer une bouillie qui est rafraîchissante, très nourrissante et d'une facile digestion ; c'est un aliment qui convient aux personnes débiles, faibles et aux convalescents.

Guines. — Fruit rafraîchissant et aigrelet, légèrement sucré, peu nourrissant et d'une facile digestion ; convient aux personnes échauffées.

H

Hareng. — Poisson de mer à chair grasse qui a besoin, lorsqu'il est frais, d'être bien assaisonné pour être digestible, tandis que salé ou fumé, il est âcre, échauffant et très indigeste ; c'est un aliment qui ne peut convenir qu'à des estomacs robustes.

Haricots. — Légume dont la fécule est unie à un principe sucré qui en fait un aliment nourrissant, mais d'une digestion souvent pénible si on en mange un peu trop et qui cause des aigreurs et des vents. Les haricots de couleur ne présentent pas les inconvénients des haricots blancs, mais ils sont plus échauffants.

Homards. — Poisson de mer à chair délicate, ferme, savoureuse, très nourrissante et d'une facile digestion : c'est un aliment très agréable qui convient aux personnes délicates et aux convalescents.

Huile. — La meilleure huile, et la plus commune, est sans contredit celle d'olive, mais il faut qu'elle ne soit pas ancienne. L'huile d'olive est nourrissante, prise en petite quantité, attendu qu'en trop grande quantité elle relâche fortement les organes, énerve leur action, les affaiblit au point de devenir un fardeau pour l'estomac et les intestins.

C'est de cette manière qu'une certaine dose d'huile d'olive devient un véritable purgatif, et, par conséquent, son rôle dans l'alimentation, doit être borné à servir d'assaisonnement.

Huîtres. — Lorsqu'elles sont fraîches, de moyenne grosseur et d'un blond rosé, elles forment un aliment des plus sains, et qui, sous un petit volume, donnent beaucoup de nourriture sans fatiguer l'estomac; elles excitent même l'appétit, se digèrent facilement, restaurent assez vite et conviennent aux convalescents, aux estomacs fatigués et aux vieillards aussi bien qu'aux hommes forts et robustes; l'eau salée qui se trouve dans la coquille n'est que de l'eau de mer à laquelle l'animal a fait des changements qui l'ont rendue agréable; c'est l'assaisonnement naturel de l'huître et qui en accélère la digestion.

Les huîtres vertes ont une chair plus tendre, une saveur plus délicate, plus poivrée, plus agréable, mais il faut prendre garde que la couleur verte, n'ait été donnée artificiellement par du vert de gris ou autres substances nuisibles.

L'eau-de-vie ou le lait pris pour accélérer la digestion des huîtres, les durcit dans l'estomac et en rend la digestion très pénible.

Les vins blancs, plus acides que spiritueux, sont ceux qui conviennent le mieux pour faciliter la digestion des huîtres.

De mai en septembre, les huîtres fraiches sont souvent molles, livides, fades, insipides, beaucoup moins nourrissantes et difficiles à digérer.

Hygiène alimentaire. — On doit toujours proportionner la quantité de nourriture prise à chaque repas, aux forces digestives de l'estomac et aux pertes que fait le corps par les diverses excrétions.

La nutrition dépend plutôt de la qualité que de la quantité des aliments. Une petite quantité de bons aliments fournit plus de sucs réparateurs qu'une grande quantité d'aliments de qualité inférieure.

L'homme, en général, mange et boit trop : cette intempérance, suscitée par l'art culinaire raffiné, est une cause de fatigue des voies digestives et de beaucoup de maladies.

Pour ne point fatiguer l'estomac et bien digérer, il faut attendre que cet organe ait achevé la digestion du repas précédent.

Cinq ou six heures, terme moyen, sont nécessaires à la digestion des aliments; on devra donc mettre cinq ou six heures d'intervalle entre chaque repas. Ne jamais trop manger ; sortir au contraire de table avec une légère appétence.

Manger plus qu'on ne peut digérer, c'est s'exposer à des digestions laborieuses, à des indigestions, et, loin de se fortifier on s'affaiblit. Il ne faut ni manger, ni boire lorsqu'on n'en sent pas le besoin. L'instinct indique aux animaux les besoins de l'estomac et la quantité d'aliments qu'ils peuvent digérer. — Les herbivores prennent peu à la fois, mais mangent sans cesse. — Les carnivores mangent vite et beaucoup, mais une fois par jour et deux au plus.

L'homme étant herbivore et carnivore à la fois, doit tenir le milieu et régler le nombre de ses repas, ainsi que la quantité des aliments sur les déperditions qu'il a faites. Ainsi, l'homme qui s'adonne à de rudes travaux physiques, a besoin de plus de nourriture que l'homme qui mène une vie sédentaire.

Le nombre des repas doit être réglé sur les âges, comme nous l'avons déjà dit, sur l'habitude et l'activité des organes digestifs, sur le tempérament, la saison, la profession et le genre de travail. L'enfant a besoin de manger plus fréquemment que le vieillard ; l'adulte, que l'homme fait qui a acquis tout son développement.

Jonh Synclair, auteur du *Code de Santé et de longue Vie,* s'exprime en ces termes :

« Si j'avais à diriger des individus qui fissent plus de cas de leur santé que des plaisirs de la table, je leur conseillerais de se lever à six heures en été, de déjeûner à huit, de manger un peu de pain, des confitures ou des fruits à midi ; de dîner entre quatre et cinq heures, afin de pouvoir faire une promenade après dîner ;

enfin, de ne point souper, mais de prendre une légère collation, composée principalement de bons fruits de la saison. En hiver, je serais d'avis qu'ils retardassent leur repas d'une heure et qu'ils ne soupassent point; au printemps, ils se rapprocheraient graduellement des heures de l'été, et en automne de celles de l'hiver. »

Le docteur Cheyne dit, qu'en général, un homme de taille moyenne, peut se nourrir très bien, par jour, avec deux cent cinquante grammes de viande, cinq cents grammes de pain, deux cent cinquante grammes de végétaux et cinq cents grammes de bon vin ou de bonne bière.

Le fameux Cornano, qui a écrit un livre sur l'art de prolonger la vie, se contentait de quatre cents grammes de nourriture et quatre cent cinquante grammes de vin par jour.

L'homme, en société, est un animal; d'habitude, toutes ses fonctions s'exécutent mieux et plus facilement, lorsqu'il a des heures réglées pour satisfaire ses besoins, et les organes s'habituent promptement à cette régularité. L'appétit arrive toujours aux heures accoutumées; il se dissipe s'il n'est point satisfait, et l'estomac souffre; d'où l'on peut conclure que la régularité, dans les heures des repas, est une des meilleures conditions de bonne digestion et de santé.

Ainsi, prendre ses repas à des heures réglées, les multiplier ou les restreindre selon l'âge, le sexe, l'activité digestive, la saison, la profession, est une excellente méthode qu'il serait à désirer que tout le monde suivît.

Nous venons de dire que le temps nécessaire à la digestion, chez l'homme fait, est de cinq à six heures; ce n'est qu'après ce laps de temps que le besoin de manger renaît. Or, deux ou trois repas, dont un léger, suffisent aux personnes sédentaires.

La quantité des aliments ingérés ne doit, au grand jamais, dépasser les forces digestives de l'estomac. Quand on a fait un repas trop copieux, il faut s'abstenir du repas suivant, ou le réduire de beaucoup. Si, par circonstance ou accident, on a été privé de l'un des repas de la journée, il serait imprudent et irraisonnable de souper doublement pour récupérer les aliments du dîner.

L'intempérance, dans le boire et le manger, est un des plus cruels ennemis de la santé et de la beauté.

L'intempérance et l'abstinence sont deux excès également préjudiciables à la nutrition.

La tempérance est mère de la santé; elle permet aux fonctions digestives de s'exercer en pleine liberté, et c'est de cette liberté que naît le bien-être physique et moral.

L'hygiène recommande expressément : de ne pas se livrer après avoir mangé, surtout après un repas copieux, à des efforts physiques et à des travaux d'esprit soutenus, car la digestion pourrait être entravée dans sa marche. De même qu'il serait imprudent de manger immédiatement après une grande fatigue, il est nécessaire alors de prendre un peu de repos avant de satisfaire sa faim.

S'habituer à une ou deux substances alimentaires et en faire exclusivement sa nourriture, est défavorable à la santé du corps, parce que cette habitude débilite l'estomac et le rend bientôt incapable de digérer les autres aliments.

Manger constamment des viandes blanches et des légumes verts, ainsi que le pratiquent beaucoup de personnes, sous le prétexte de ne pouvoir digérer aucun autre aliment, est un moyen infaillible de ruiner complètement les forces de l'estomac.

Plus on mange d'aliments secs, plus il est nécessaire de boire. Le vin, lorsqu'il est de bonne qualité et qu'on en use sobrement, favorise la digestion; trop boire lui est nuisible.

Lorsqu'on a été habitué à une nourriture luxuriante et qu'on sent la nécessité de la réformer, il serait très imprudent de tenter tout-à-coup cette réforme : on ne doit l'entreprendre que peu à peu. De même que, d'une nourriture pauvre et presque insuffisante, on ne doit point passer subitement à une nourriture abondante et choisie.

L'hygiène prescrit la gaîté pendant le repas, elle exclut les préoccupations et les chagrins.

Certains aliments qui se digèrent très bien en hiver, seraient indigestes en été.

Il est des aliments antipathiques à certains estomacs; on doit toujours s'en abstenir. L'estomac, comme les autres organes, est doué d'un instinct particulier, qu'il est difficile de vaincre et qui demande qu'on le respecte. Le plus souvent, il refuse de garder l'aliment qui lui est antiphatique. Lorsque cette antiphatie ou répugnance est très prononcée, il y a nausée à la simple vue de l'aliment; vouloir l'ingérer de force, est peu rationnel, car, aussitôt après son ingestion, l'estomac le rejette par le vomissement, et le vomissement a toujours cela de fâcheux, qu'il fatigue l'estomac, ébranle le système nerveux, soustrait à l'économie une portion des aliments nécessaires à la nutrition; enfin, il peut, au plus fort d'une contraction violente, amener subitement la rupture d'un vaisseau, ou une congestion organique souvent fort dangereuse.

Tous les hygiénistes sont d'accord sur les bons effets du dessert ; les bons fruits dans leur måturité, doivent être préférés à toutes les pâtisseries et entremêts sucrés qui composent le dessert.

Une nourriture trop riche et trop abondante augmente la masse du sang et conduit à la pléthore. Les conséquences de la pléthore, sont les congestions pulmonaire et cérébrale, les hémorroïdes, les hémorragies, etc. La sécrétion urinaire devient insuffisante à éliminer la quantité d'azote fournie au corps par les aliments, alors l'azote se dépose dans les reins et la vessie sous forme d'acide urique, et donne naissance aux calculs ou pierre de la vessie, à la gravelle, d'autres fois, à cette triste maladie nommée la goutte.

Une nourriture insuffisante ou de mauvaise qualité produit des effets opposés ; le sang s'appauvrit de jour en jour et devient anémique, c'est-à-dire que les globules du sang ont notablement diminué ; le cœur s'atrophie, le sang a perdu une grande partie de sa fibrine, tandis que sa partie séreuse a considérablement augmenté. Alors tous les tissus de l'économie se relâchent et deviennent blaffards ; des œdèmes, des hydropisies se manifestent sur différentes régions du corps, le tissu cellulaire se gorge d'eau, les sécrétions naturelles se suppriment, et la mort ne tarde pas à survenir, si le sujet n'opère un prompt changement dans son alimentation.

Il existe des substances qui diminuent l'assimilation alimentaire en opérant un changement dans les molécules du sang ou des organes. L'iode, par exemple, porte atteinte à la nutrition lorsque son usage est longtemps prolongé. Les sels neutres, les préparations mercurielles produisent le même effet ; le tartre stibié, les sels rafraîchissants ont une action immédiate sur le sang; ils modifient la nature de la fibrine, ce qui rend leur emploi très précieux dans le traitement des inflammations. Lorsque la composition du chyle est viciée soit par des aliments de mauvaise qualité ou détériorés, soit par l'effet d'un principe morbifique constitutionnel ou inoculé, le sang participe nécessairement à cette viciation. Alors surviennent des troubles dans l'économie, des déformations, des dégénérescences, comme dans le rachitisme, le scorbut, les scrofules, la syphilis, la goutte. Ces terribles affections se manifestent presque toujours par des exhalations et des excrétions morbides, par des affections cutanées, des ulcérations, et, quand elles sont portées à un haut degré par une dégénérescence du système osseux. Ici, ce sont les substances pharmaceutiques ou médicinales qui doivent combattre ces implacables ennemis de l'organisation humaine, mais l'alimentation et le régime leur sont d'un grand secours.

I

Influence de la respiration sur la digestion. — Les organes de la digestion et de l'assimilation, qu'on pourrait nommer le laboratoire de la vie, possèdent la faculté de préparer les sucs nutritifs qui sont déversés dans le torrent de la circulation où ils se transforment en sang noir. Le sang, à son tour, a la propriété de former les cellules, les membranes, les nerfs, les tendons, les os et les divers tissus qui composent un corps vivant.

Le sang contient beaucoup d'hydrogène et de carbone, et ce sont les aliments qui les lui fournissent. La cause de la chaleur vitale se trouve dans la combustion du carbone du sang par l'oxygène de l'air pendant la fonction de la respiration : aussi le mot respirer est synonyme de vivre. Voici, en quelques lignes, l'explication de ce phénomène. A chaque inspiration, l'oxygène que contient l'air inspiré pénètre dans les vésicules bronchiques et passe dans le sang veineux riche en acide carbonique. En vertu des lois physiques de l'échange des gaz, l'oxygène de l'air remplace, dans le sang veineux, l'acide carbonique expulsé à chaque expiration. Au moment de cet échange de gaz, le sang, de noir qu'il était, devient rutilant et emporte l'oxygène dans le torrent circulaire artériel. Ainsi, introduit dans la circulation, l'oxygène se trouve én présence de divers principes que la digestion verse incessamment dans le sang, tels que sucres, alcools, graisses, etc., et se combine avec leur carbone et leur hydrogène; alors s'opère une combustion latente qui commence probablement dans les artères, et s'accomplit dans les vaisseaux capillaires.

L'hydrogène et le carbone du sang étant sans cesse brûlés par l'oxygène de l'air inspiré, il devient indispensable qu'ils soient incessamment renouvelés; car si les aliments ne fournissent pas le carbone et l'hydrogène nécessaires, la combustion se ferait aux dépens des organes, et bientôt surviendrait des perturbations dans la santé.

La quantité de sang d'une personne adulte est évaluée à douze milles grammes, dont 80 pour 100 d'eau. — Pour transformer le carbone et l'hydrogène contenus dans cette quantité de sang en acide carbonique, il faut quatre mille deux cent soixante et onze grammes d'oxygène. Or, cette quantité d'oxygène arrivant par la respiration, pénètre le sang dans l'espace de quatre jours et cinq heures, d'après les calculs du savant Liébig.

Les aliments pris par un adulte, dans un jour, représentent quatre cent trente-cinq grammes de carbone : ces quatre cent trente-cinq grammes s'échappent par le poumon et la peau, c'est-à-dire pendant la respiration et la transpiration, sous forme d'acide carbonique. Et, pour que les quatre cent trente-cinq grammes de carbone puissent être transformés en acide carbonique, il faut la présence de onze cent cinquante-sept grammes d'oxygène, quantité absorbée dans un seul jour.

La quantité d'oxygène absorbée par le poumon dépend non-seulement du nombre des inspirations, mais encore de la température et de la densité de l'air. — L'air froid contient plus d'oxygène que l'air chaud; c'est pourquoi on respire plus d'oxygène en hiver qu'en été; plus dans les pays froids que dans les pays chauds. En hiver, et dans les contrées froides, la quantité d'acide carbonique chassée du poumon est plus considérable qu'en été, d'où il résulte qu'on mange plus par un temps froid que par un temps chaud; que l'appétit est plus développé en hiver qu'en été. Cela dépend absolument de la déperdition du carbone du sang.

La quantité des aliments dont le corps a besoin est généralement réglée sur le nombre des inspirations pulmonaires.

Plus une personne respire activement et plus elle mange : au contraire, moins sa respiration est active, et moins elle consomme d'aliments. En d'autres termes, la quantité de nourriture hausse ou baisse selon la rapidité ou la lenteur de la fonction pulmonaire.

Les oiseaux, qui possèdent un système pulmonaire très développé, mangent continuellement, parce qu'ils consomment une énorme quantité d'oxygène. Les reptiles, au contraire, dont la respiration s'opère avec une lenteur remarquable, peuvent rester des mois entiers sans manger. — Les enfants chez qui l'activité pulmonaire est très grande, mangent à tous moments et sont incapables de supporter la faim. — Les travailleurs et tous ceux qui font une grande dépense pulmonaire, mangent plus souvent et davantage que les individus sédentaires, parce que, dans l'état de repos, la déperdition respiratoire est moindre que dans l'état d'agitation et de travail.

Cette démonstration prouve que plus on aspire d'oxygène, plus on expire d'acide carbonique, et par temps, plus on a besoin de manger pour réparer les pertes faites par la respiration; mais alors il faut savoir choisir parmi les aliments ceux qui, selon la circonstance actuelle, sont les plus réparateurs.

Les personnes grasses, sédentaires, qui perdent peu par la respiration et la transpiration, se trouveront bien de l'usage des aliments azotés. Les personnes maigres, actives, chez lesquelles se fait une grande déperdition pulmonaire et cutanée, doivent, dans l'intérêt de leur santé, choisir leurs aliments parmi les substances hydrocarbonées.

L'analyse chimique a démontré que quatre kilogrammes de viande ne contenaient pas plus de carbone qu'un kilogramme de fécule. Cette énorme différence explique pourquoi les carnivores consomment beaucoup de viande, afin de trouver dans la quantité le carbone indispensable à la vie. — On a expérimenté qu'un homme qui mangerait une livre de viande et une livre de fécule, vivrait en parfaite santé, tandis que s'il ne mangeait ni pain, ni aliments féculents, il lui faudrait quatre livres et demie de viande pour se procurer le carbone nécessaire à la respiration. Les céréales et autres végétaux alimentaires contiennent plusieurs principes essentiels à l'entretien de la vie. — Quelques-uns de ces principes, comme l'amidon, le sucre et la gomme, sont très riches en carbone. La combustion du carbone du sang par l'oxygène de l'air est la source de la chaleur vitale. Les autres principes, comme la fibrine, l'albumine et la casume végétale, servent à former, à régénérer les organes et autres tissus de l'organisation vivante.

Les substances alimentaires, en usage dans les pays chauds, diffèrent de celles dont on se sert dans les pays froids, par les proportions de carbone. Les fruits, les légumes et herbages, dont se nourrissent les méridionaux, contiennent peu de carbone, tandis que les graisses et les huiles de poisson que mangent les habitants des contrées polaires, renferment 80 pour 100 de carbone.

La raison de cette différence existe dans la plus grande quantité d'oxygène contenue dans l'air froid que respirent ces derniers.

Les individus qui mangent beaucoup de viandes et fort peu d'aliments hydro-carbonés respirent, ainsi que les animaux carnivores, aux dépens des matières produites par la mutation de leurs organes; ils usent leurs forces assimilatrices uniquement pour produire la quantité de carbone nécessaire à la fonction respiratoire. S'ils mangeaient, en proportion convenable, des aliments hydro-carbonés, ils économiseraient leurs forces digestives, et leur constitution s'en trouverait infiniment mieux.

J

Jambon. — Aliment noürrissant, d'un goût excitant mais indigeste et échauffant s'il est un peu trop salé ou trop vieux. On ne doit l'employer que comme condiment, pour relever le goût des aliments et les rendre plus succulents.

Jarrets. — En général, il est prudent de ne manger qu'en petite quantité des jarrets de cochon, de veau, de mouton et de bœuf, en ayant soin de bien les assaisonner avec des condiments capables de réveiller l'action de l'estomac et de modifier leur insipidité.

Jaune d'œuf. — Le jaune d'œuf est un meilleur aliment que le blanc, à moins qu'il soit seul trop cuit; il nourrit beaucoup, mais il échauffe, fatigue l'estomac si on en mange trop, et constipe, car il fournit peu d'excréments.

L

Lait. — Le lait est la première nourriture de l'homme; il contient beaucoup de principes nutritifs, et les estomacs sains le digèrent facilement. Il convient particulièrement aux constitutions nerveuses, sèches et aux convalescents, mais il est contraire aux constitutions faibles, surtout aux tempéraments lymphatiques, parce que son usage prolongé engorge le système glanduleux. Les différents mets qu'on prépare avec le lait sont une excellente nourriture pour les personnes qui les digèrent bien.

Le lait de vache est composé de quatre-vingt-treize parties d'eau, de deux de caséum, de deux de beurre et de trois de sucre.

La composition du lait de chèvre, le plus en usage après celui de vache, est à peu près la même que celle du lait de vache, hormis le beurre qui s'y trouve plus abondant; mais il est aussi moins facile à digérer.

Les effets du lait naturel, c'est-à-dire non falsifié, comme aliment, sont :

1° D'apaiser l'irritabilité nerveuse;

2° De fournir une alimentation légère, donnant peu de travail aux organes disgestifs, lorsqu'ils ont été préparés à ce genre d'aliment;

3° De ne donner que peu de résidu excrémentel, circonstance très favorable aux intestins irrités ou enflammés.

4° De former un sang moins excitant, de faire prédominer les sucs blancs et d'engraisser les personnes maigres.

Laitue. — Végétal rafraîchissant, doux, calmant, qui peut être mangé cru et cuit étant mêlé à d'autres aliments. La laitue convient en général aux personnes irritées, échauffées, et ne peut, dans aucun cas, être nuisible.

Lamproie. — Poisson de mer à chair grasse, molle, gluante et très indigeste si on en mange un peu trop, malgré qu'elle soit fortement assaisonnée. La lamproie de rivière présente les mêmes inconvénients.

Langues. — Ces parties diffèrent si peu de la chair des animaux dont elles proviennent, qu'on pourrait se dispenser de les en distinguer sous le rapport des qualités alimentaires; en général, les langues sont formées de fibres serrées, fines qui en font un aliment délicat, savoureux, d'une facile digestion et qui convient à tous les estomacs.

Lapereau. — Lapin de basse-cour à chair tendre, délicate, savoureuse et d'une facile digestion; convient aux estomacs faibles, délicats et aux convalescents.

Lapin. — La chair du lapin bien formé est ferme, délicate, nourrissante et d'une facile digestion; malgré qu'elle soit fade, elle convient aux estomacs faibles et aux convalescents.

Laurier. — Aromate stimulant le goût et donnant de l'activité aux fonctions de l'estomac, si on l'emploi en petite quantité comme assaisonnement; il n'est échauffant que lorsqu'on en use trop fréquemment.

Lentilles. — Légume nourrissant, d'une facile digestion, mais échauffant. La purée de lentilles est un aliment doux, très nourrissant et peu échauffant; convient aux estomacs faibles, délicats et aux convalescents.

Lièvre. — La chair du lièvre est serrée, tendre, savoureuse, nourrissante et d'une facile digestion; c'est un aliment agréable qui restaure et bonifie l'estomac, il n'est échauffant que lorsqu'on en mange trop.

Limande. — Espèce de poisson plât, à chair blanche, molle, humide, indigeste et peu nourrissante. Pour faire de la limande un aliment passablement agréable, il faut bien l'assaisonner, afin d'en relever le goût et d'en faciliter la digestion.

Lotte. — Poisson de rivière à chair tendre, ferme, savoureuse, nourrissante et d'une facile digestion ; c'est un aliment d'un goût agréable qui convient à tous les estomacs.

M

Macaroni. — Pâte formée avec de la farine de blé qui en fait un aliment nourrissant, mais d'une digestion pénible, même lorsqu'il est bien assaisonné. Le macaroni, auquel on ajoute du fromage, du beurre et autres corps gras, est très indigeste si on en mange un peu trop.

Maquereau. — Poisson de mer à chair ferme, grasse, d'ue pénible digestion ; c'est un aliment qui doit être repoussé par les personnes délicates dont l'estomac est faible.

Matelotte. — Sorte d'étuvée de poisson fortement assaisonnée de vin et d'aromates ; c'est un aliment très nourrissant, mais échauffant si on en mange un peu trop.

Mauviette. — Petit oiseau à chair brune, délicate, savoureuse, nourrissante et d'une facile digestion ; c'est un aliment d'un goût agréable, mais échauffant si on en mange un peu trop.

Melon. — Le melon mûr à point est rafraîchissant et l'axatif, il contient beaucoup d'eau, de mucilage et une petite quantité de sucre qui le rend agréable au goût ; c'est un aliment qui convient aux personnes échauffées qui ont l'estomac robuste.

Le préjugé qui fait penser que le melon est fiévreux, n'aurait de fondement que si on en mangeait avec excès, mais ce serait alors l'abus seul que l'on devrait éviter pour se préserver du danger.

Merlan. — Poisson de mer à chair molle, légère, nourrissante et d'une facile digestion.

Le merlan convient aux estomacs fatigués, délicats et aux convalescents.

Millas. — Sorte de bouillie, préparée avec la farine de maïs, d'eau et un peu de sel ; on y ajoute, dans certains cas, du lait, de la graisse ou du beurre et quelques aromates ; c'est un aliment rafraîchissant, doux, nourrissant et d'une facile digestion. L'embonpoint de ceux qui vivent de cet aliment, atteste la salubrité de cette nourriture.

Morue. — Poisson de mer à chair ferme, serrée, très nourrissante et facile à digérer étant fraîche ; car, après avoir été séchée et salée, elle pèse toujours sur l'estomac, malgré qu'on l'ait laissée longtemps tremper dans l'eau pour l'attendrir et la dessaler ; c'est un aliment qui ne convient qu'aux estomacs robustes.

Mou de veau. — Le mou de veau est, comme on le sait, le poumon ; c'est un aliment assez doux, mais peu nourrissant et qui a besoin d'assaisonnement un peu excitant pour en faciliter la digestion. Le bouillon de mou de veau est rafraîchissant, doux, calmant et tonique ; convient aux personnes faibles, délicates et aux convalescents.

Moule. — La moule, qui est de nature analogue aux huîtres, devrait se manger crue ; c'est un aliment agréable, tonique excitant, nourrissant et d'une facile digestion, mais la cuisson en fait un aliment moins agréable et indigeste.

Moutarde.— La moutarde est un assaisonnement d'un usage très fréquent; c'est toujours un excitant très fort, même à petite dose. On sait qu'en l'appliquant en cataplasme, ce qu'on appelle sinapisme, on fait venir des ampoules; on peut juger par là de l'irritation excessive qu'elle produirait sur l'estomac étant prise en trop grande quantité; mais, mêlée aux aliments qui manquent de saveur ou qui n'exciteraient pas assez l'action de l'estomac, elle devient un digestif utile.

Mouton. — Il n'y a que le bœuf qui contienne plus de jus de viande que le mouton. Sa chair est un peu plus tendre; elle est plus facile à digérer par certains estomacs; presque aussi nourrissante, mais produit moins de chaleur d'excitation. Le bouillon de mouton n'a pas cette odeur aromatique, cette saveur piquante et agréable de celui du bœuf; tandis qu'une côtelette, un gigot rôtis, ne le cèdent pas en qualité à la viande de bœuf.

La viande de mouton rôtie est un aliment savoureux, excitant, très nourrissant et d'une facile digestion; convient aux personnes faibles, délicates et aux convalescents.

Mûre. —Fruit rafraîchissant, doux, humectant légèrement tonique, d'un goût agréable et facile à digérer; ce fruit convient aux estomacs délicats et aux convalescents.

Muscade. — Fruit aromatique, qui donne aux aliments un goût savoureux, excitant et qui en facilite la digestion; on doit en user à petite dose.

N

Navet. — Le navet, lorsqu'il est jeune et débarrassé de son écorce, dans laquelle se trouve un principe âcre, devient un aliment doux, rafraîchissant, qui passe assez bien dans l'estomac; mais qui, dans les intestins, laisse dégager beaucoup de gaz, souvent d'une odeur de soufre. Il est pour cette cause incommode à un grand nombre de personnes; il nourrit d'ailleurs très peu et ne fatigue pas l'estomac.

Nèfle. — Fruit rafraîchissant, légèrement sucré, d'une saveur aigrelette et facile à digérer; c'est un aliment agréable, qui constipe si on en mange un peu trop.

Noix. — Fruit à base de fécule et de mucilage qui en font un aliment nourrissant, mais à raison de l'huile qui se trouve jointe à ces principes, on n'en use qu'avec modération et en les mêlant à d'autres aliments, autrement il serait indigeste et produirait des ardeurs, des douleurs d'estomac; ce fruit ne peut convenir qu'à des estomacs robustes.

Noisette. — Fruit nourrissant, mais indigeste si on en mange trop, échauffe et produit des douleurs d'estomac.

Nougat. — Les nougats sont indigestes si on en mange un peu trop, comme les amandes dont ils sont faits, et dont les mauvaises qualités sont encore augmentées par une grande quantité de caramel; les personnes robustes peuvent en user en petite quantité.

O

Œuf. — Par les qualités alimentaires, le blanc et le jaune des œufs diffèrent presque autant que par leur nuances extérieures.

Le blanc, mangé cru sortant de la coquille, pèse sur l'estomac, parce que l'albumine qui le forme est contenu dans des membranes entières; il en résulte une masse que l'estomac n'attaque pas facilement; cependant, quelques personnes le mangent ainsi sans incommodité, ce qui tient peut-être à ce qu'elles l'avalent encore chaud au moment où l'œuf vient d'être pondu. Quand le blanc d'œuf est un peu battu, il est moins indigeste, mais peut encore nuire par sa viscosité.

En le faisant cuire très peu, ce qu'on appelle en lait, les membranes sont détruites, et il se digère bien plus aisément; mais on ne peut lui donner cet état laiteux que dans les œufs très frais, bien-pleins, et que l'on fait cuire à la coque.

Il est généralement connu que plus le blanc d'œuf est cuit, plus il est dur. A l'état d'œuf dur, il prend une odeur sulfureuse, d'autant plus prononcée, qu'il est moins frais et plus cuit.

Le jaune d'œuf se compose d'une matière semblable au blanc, mais qui est mise dans un état particulier par le mélange d'une huile grasse et d'une matière colorante jaune. En battant le blanc et le jaune, c'est le blanc qui paraît dissout, puisque le mélange conserve plus des qualités du jaune. Ce dernier, soit cru, soit trop cuit, est moins bien digéré qu'à l'état de demi-cuisson; mais, sous ces trois formes, c'est toujours un meilleur aliment que le blanc. Il se gonfle dans l'estomac, nourrit bien, fournit peu d'excréments, et, par ce motif, passe pour échauffer, resserrer.

Ces qualités sont celles des œufs entiers, quoiqu'à un moindre degré, et la meilleure manière de les manger consiste à faire un mélange du blanc et du jaune avant de les faire cuire. Il en résulte que le blanc ne devient pas dur comme en cuisant seul, et que l'omelette, par exemple, loin d'être ferme et compacte, est molle et forme un aliment bien plus sain que les œufs dits sur le plat, où les bonnes qualités du jaune ne remédient pas aux inconvénients du blanc, qui est toujours durci complètement de même dans l'œuf à la coque; surtout s'il est un peu trop cuit, on fera bien de broyer le jaune avec la portion du blanc qui reste cuite à l'état de lait, de ne manger que ce mélange, et de laisser tout le blanc durci qui tient après la coquille.

Les œufs sont d'autant meilleurs qu'ils sont plus frais et cuits à point. A cet état, ils sont plus doux, nourrissent beaucoup, fortifient, se digèrent aisément et conviennent aux convalescents qui ont déjà pris une nourriture plus légère.

Quand ils sont conservés, ils sont moins bons et surtout plus échauffants, à cause du gaz sulfureux qui s'y développe. Enfin, quand ils sont trop gardés, il est peu d'aliments plus désagréables et qui puissent devenir plus putréfactifs.

Les œufs de poules sont les plus employés, probablement parce qu'ils sont les plus communs, car ceux de dinde sont plus délicats, ainsi que ceux de cane, mais ces derniers ne peuvent être mangés à la coque: leur blanc, au lieu de devenir laiteux, prend une consistance de colle, une couleur blanc pâle et un goût de sauvageon.

Les œufs de poisson ressemblent beaucoup à ceux des oiseaux; mais ils sont presque tous jaunes, parce que le blanc y manque le plus ordinairement; aussi ne se durcissent-ils par la cuisson, que comme le jaune d'œuf. L'on accuse ceux qui, par le feu, ne se durcissent pas et restent visqueux, demi-transparents, d'irriter et de purger fortement.

Ognon.— Le mucilage de l'ognon est uni à un principe piquant et volatil qui ne se détruit qu'en partie par la cuisson; en sorte que, même cuite, cette substance conserve une qualité assez excitante pour échauffer les estomacs irritables, si l'on en mange beaucoup. A l'état de crudité, c'est un des aliments les plus stimulants et qui agit à la manière de l'ail et de la moutarde; mais capable d'exciter l'appétit et de réveiller l'action engourdie des organes digestifs, ou de les enflammer, s'ils sont disposés à l'irritation.

Nous conseillons de n'user de l'ognon que cuit et seulement comme assaisonnement.

Orge. — La bouillie de fécule d'orge mondé ou perlé est un aliment doux, rafraîchissant et d'une facile digestion. L'embonpoint des personnes qui font usage de cette bouillie atteste le grand bien que fait cette nourriture.

Ortolan. — Petit gibier très recherché dont la chair colorée, délicate, fine, très savoureuse, est excitante comme celle des animaux sauvages, fort nourrissante et semble préférable à celle des autres petits oiseaux, bien qu'elle soit très grasse, surtout en automne, qu'elle pèse comme les viandes trop grasses et qu'elle ne soit bien digérée qu'en l'assaisonnant beaucoup.

Oseille. — Sorte d'assaisonnement rafraîchissant, excitant les fonctions digestives.

L'oseille est un aliment aussi sain qu'agréable qui peut être mangé en tout temps et par tout le monde sans inconvénient, surtout quand on en a diminué l'acidité par de la laitue, etc.

Elle forme elle-même un assaisonnement à beaucoup de viandes blanches, au ris-de-veau, etc., dont elle facilite la digestion.

Oie. — La chair de l'oie est comparable à celle du canard, seulement elle est plus grasse, ferme et succulente. Elle nourrit beaucoup, mais ne peut être digérée que par les estomacs robustes des personnes excercées et fortes. Toutefois, nous devons dire qu'une jeune oie peu grasse est un fort bon aliment qui ne pèse pas beaucoup sur l'estomac, surtout cuite en daube.

Olive. — L'âpreté de l'olive ayant été enlevée par des infusions et le séjour dans la saumure, peut servir d'aliment. Comme elle contient beaucoup d'huile, et point de fécule, elle nourrit peu, se digère difficilement et l'on fait bien de n'en manger que peu à la fois, seulement comme assaisonnement.

Orange. — Fruit rafraîchissant, légèrement tonique, peu nourrissant et d'une facile digestion s'il est bien mur; mais, indigeste, acerbe, désagréable au goût s'il n'est pas à son point de maturité.

Oreilles. — Il est prudent de ne manger qu'en petite quantité d'oreilles de cochon, de veau, de mouton, de bœuf, avec des assaisonnements capables de réveiller l'action de l'estomac, autant que de remédier à leur insipidité.

P

Pain. — Le pain de froment est le plus parfait de tous les aliments. C'est un corps d'une nature particulière, et, de tous les principes végétaux, celui qui se rapproche davantage des matières animales. La propriété excitante qu'il possède, en agissant sur les organes, en rend la digestion très prompte.

Il n'est pas de graines céréales, ou autres, qui contiennent plus de gluten que le froment; il est aisé de se rendre compte de la supériorité de ce grain.

D'un autre côté, l'expérience a appris que le pain qui fermentait le plus était aussi le plus blanc, le plus léger et le meilleur. Or, la cause de la fermentation du pain consiste dans l'action de la levure que l'on ajoute à la pâte. Il est évident, dès-lors, que la farine qui contiendra le plus de gluten, formera un pain dont la fermentation sera plus facile et plus parfaite, et c'est par conséquent encore celle du froment qui formera le meilleur pain.

Dans la farine de blé, la quantité de gluten est assez considérable pour que l'on puisse y ajouter une farine qui n'en contient pas, sans lui faire perdre la propriété de fermenter et de faire un pain levé ; mais ce mélange diminue toujours plus ou moins la qualité du pain.

Pour obtenir du bon pain, il faut que la pâte, bien levée d'abord, ait été battue, brisée en tous sens et longtemps. L'expérience a prouvé que plus le pain était cuit, plus il était facile à digérer, mais qu'il était moins nourrissant que le pain moins cuit.

Le pain frais est meilleur que le pain rassis ; cependant, on doit se garder de manger le pain chaud sortant du four, car il est très indigeste.

Nous ne ferons que signaler ici les falsifications du pain, qu'une coupable cupidité opère dans les grandes villes, et dont la répression n'est point assez sévère.

Les boulangers falsifient le pain :

1° Avec l'alun, pour le rendre plus blanc ;

2° Avec le carbonate de magnésie, pour masquer l'odeur des mauvaises farines ;

3° Avec le carbonate de potasse, les sulfates de zinc et de cuivre pour économiser la levure ;

4° Avec les sulfates et carbonates de chaux, le carbonate de plomb et le sous-nitrate de bismuth pour le rendre plus lourd ;

5° Avec des mélanges de farines, de fécule de lentilles, de haricots, de pois, de pommes de terre, etc.

La question des falsifications du pain est traitée dans tous les ouvrages de chimie médicale et d'hygiène publique.

Panade. — La mie de pain contient une partie féculente et visqueuse qui permet de former des panades, ce que ne ferait pas la croûte dans laquelle cette partie se trouve détruite par une cuisson plus complète au four. Aussi la soupe, faite uniquement de croûte, est-elle plus légère, moins nourrissante, plus savoureuse, et généralement plaît davantage ; enfin, elle est moins épaisse et plus facile à digérer.

Passereau. — Petit oiseau, à chair brune, ferme, délicate, tonique et d'une facile digestion ; mais échauffant beaucoup, si on en mange trop ; convient aux personnes qui ont besoin d'aliments échauffants.

Pastèque. — Aliment très aqueux, doux, rafraîchissant, légèrement sucré et peu nourrissant, relâchant le ventre, si on mange un peu trop; convient aux estomacs robustes.

Pâtisserie. — La pâtisserie se fait avec une pâte de farine de blé, mais au lieu de levain, on y ajoute du beurre, des œufs, des assaisonnements tels que des sucreries, des aromates, des amandes et d'autres substances tout aussi indigestes; en sorte que, cette pâte ne lève pas comme dans le pain, à moins qu'on ne se serve, pour la faire lever, de carbonate de potasse, de sulfate de zinc et de cuivre, ce qui la rend encore plus nuisible à l'estomac.

Tout le monde sait que les croûtes de pâte sont indigestes.

Les pâtes feuilletées, sont moins lourdes, si on en mange peu à la fois. En général, les pâtisseries ne conviennent qu'à des personnes dont l'estomac fonctionne bien.

Pêche. — Fruit doux, rafraîchissant, savoureux, peu nourrissant et salutaire lorsqu'il est bien mûr et de bonne qualité; on peut manger la pêche au sucre ou dans le vin.

Perche. — Poisson de rivière, à chair délicate, savoureuse, nourrissante et facile à digérer. C'est un aliment agréable, qui convient aux estomacs faibles, délicats et aux convalescents.

Perdreau. — Gibier à chair tendre, délicate, savoureuse, nourrissante et facile à digérer. C'est un aliment agréable au goût et qui humecte de bon suc l'es-l'estomac, le tonifie et stimule les organes digestifs.

Perdrix. — Gibier à chair délicate, grasse, nourrissante, un peu échauffante et lente à digérer. Cet aliment, convient aux estomacs robustes qui digèrent facilement.

Persil. — Assaisonnement excitant, qui relève le goût des aliments, facilite la digestion en stimulant les organes digestifs.

Petit-lait. — Boisson douce, rafraîchissante, peu nourrissante et facile à digérer si on en prend peu à la fois; le petit-lait, qu'on retire en faisant le beurre, est plus nourrissant. En général, cette boisson fait un grand bien dans les cas d'irritation d'estomac et d'inflammation d'intestins.

Petits-pois. — Légume doux, sucré, savoureux, peu nourrissant et d'une digestion pénible si on en mange un peu trop. Le pois sec, est plus nourrissant, plus facile à digérer, à raison de la fécule qu'il contient. En général, les petits-pois verts ou secs ne conviennent qu'à des personnes robustes.

Pieds d'animaux. — Les pieds de cochon, de veau, de mouton et de bœuf ont besoin d'assaisonnements capables de réveiller l'action de l'estomac, autant que de remédier à leur insipidité pour les rendre moins indigestes.

Pigeon. — La chair du pigeon est colorée, tendre, savoureuse, nourrissante et facile à digérer; elle est plus tonique et plus échauffante, si le pigeon est vieux. Cet aliment, convient aux personnes qui ont besoin d'une alimentation échauffante.

Piment. — Assaisonnement excitant, très échauffant, qui ne doit servir en petite quantité, que pour les aliments grossiers et froids.

Pissenlit. — Végétal amer, cependant rafraîchissant, qui se mange en salade, diminue l'inflammation du sang et fait un grand bien à l'estomac.

Poires. — Fruit doux, rafraîchissant, savoureux, varie dans ses qualités, à raison du plus ou moins de mucilage, d'acide et de fermeté de leur pulpe. Le parfum et la saveur de certaines poires, sont supérieurs à ceux des pommes; les poires cuites, sont légèrement laxatives.

Poireau. — Sorte d'ognon doux, rafraîchissant et dont on use peu isolément. Son usage est de servir d'assaisonnement au pot-au-feu et dans les potages; si on faisait un plus grand usage de cet assaisonnement, beaucoup de personnes en éprouveraient un grand bien, car il enrichit les sucs nutritifs et atténue les ardeurs du sang.

Poivre. — C'est par une erreur bien étrange qu'on suppose le poivre rafraîchissant; sa saveur très piquante, la chaleur qu'il détermine dans la bouche et la gorge, la soif qui en résulte, dénotent assez sa propriété échauffante : or, il convient d'en user à très petite dose.

Pommes. — Fruit rafraîchissant, nourrissant, facile à digérer; varie en qualités, à raison du plus ou moins de mucilage, d'acide et de fermeté de sa pulpe. La pomme reinette bien mûre, est un des fruits les plus sains. Les enfants peuvent en manger beaucoup sans être incommodés.

Les pommes cuites font en général un grand bien.

Pomme de terre. — La pomme de terre est l'aliment le plus utile et le plus sain après le blé. Elle contient le quart de son poids de fécule, elle est par conséquent très nourrissante et facile à digérer, et ne présente d'inconvénient que pour un petit nombre de personnes seulement, par l'effet d'une répugnance ou d'une disposition particulière, ou parce qu'elle serait de mauvaise qualité. On doit rechercher les pommes de terre qui sont arrivées à toute leur maturité, et, si on le peut, s'assurer qu'elles se sont développées dans le sein de la terre, à une certaine profondeur. Cette précaution prise, pourvu qu'elles n'aient pas germé, ce qui détruirait une partie de la fécule, et qu'on les fasse suffisamment cuire avec des assaisonnements sains, on peut s'en nourrir avec la confiance la plus entière. Elles forment un aliment doux, léger, très peu venteux et bien préférable, sous beaucoup de rapports, à tous les légumes.

Porc. — Il est généralement connu que la chair de porc est très lourde, et ne peut être digérée que par les bons estomacs et les personnes fortes qui se livrent à des exercices actifs. On sait aussi qu'elle nourrit beaucoup. Au surplus, il ne faut pas croire trouver cette chair seulement dans ce que l'on appelle la charcuterie; les nombreux et forts assaisonnements qu'on y ajoute en font des préparations bien plus échauffantes, bien plus excitantes que ne seraient des côtelettes ou un filet de porc frais rôtis.

Potiron. — Le potiron est doux, légèrement sucré, rafraichissant et plus nourrissant que le melon, mais indigeste; cuit, il forme un meilleur aliment.

Poularde. — On sait généralement que la chair de poularde est pénétrée de graisse fine, qui en fait un aliment savoureux, très nourrissant et facile à digérer.

Poule d'eau. — Cet oiseau a la chair grasse, gluante et très indigeste; il est peu recherché et ne mérite pas de l'être davantage. C'est en daube qu'il est moins mauvais.

Poulet. — La chair du poulet est tendre, délicate, peu grasse, nourrissante et d'une facile digestion. C'est un aliment léger et agréable au goût, qui convient aux personnes faibles, délicates et aux convalescents. Il ne peut se trouver de bouillon plus restaurant que celui fait avec un jeune poulet.

Prunes. — On a reproché aux prunes de donner des maux de ventre et d'occasionner des diarrhées; ce sont les mauvaises prunes qui méritent ce reproche; les bonnes prunes, en parfaite maturité, n'ont rien de malfaisant. Les pruneaux crus sont très nourrissants, mais d'une pénible digestion; cuits, ils entretiennent la liberté du ventre, et sont d'une grande utilité dans l'économie domestique.

Q

Qualités et distinction des viandes. — Les viandes ont été distinguées en trois genres : les noires, les rouges et les blanches.

Les viandes noires sont très animalisées à cause de la grande quantité de fibrine et d'osmazome qu'elles contiennent. Ces viandes sont excitantes et très nutritives. Le chyle qu'elles produisent accroît l'énergie vitale et les forces musculaires ; mais si l'on en abuse, le sang devenu trop plastique, trop excitant, peut donner lieu à des maladies inflammatoires, à des hémorragies, à l'apoplexie.

Parmi les animaux à chair noire, on distingue surtout le cerf, le chevreuil, le lièvre, le sanglier, le vieux porc mâle, etc. Parmi les oiseaux, la bécasse, la bécassine, le canard, tous les oiseaux à becs fins et palmipèdes.

Les viandes noires conviennent aux habitants des pays humides, aux hommes adonnés aux travaux physiques et qui digèrent facilement.

Les habitants des pays méridionaux, les hommes d'un tempérament bilieux, à fibres sèches, doivent en user très sobrement et s'en abstenir pendant les chaleurs de l'été.

Les viandes faisandées ou qui ont subi un commencement de putréfaction, comme le faisan, la perdrix, la bécasse, le chevreuil, etc., ne conviennent nullement à nos climats. Si les habitants des régions polaires peuvent se nourrir impunément de chairs de poisson à moitié putréfiées, il n'en est pas de même chez nous ; les viandes faisandées, qu'estiment certains gourmets à goût blasé, peuvent occasionner de graves irritations du tube digestif et des maladies de peau fort incommodes.

Les viandes rouges contiennent presque autant de fibrine, mais moins d'osmazome que les viandes noires ; moins excitantes que les précédentes, elles nourrissent parfaitement et conviennent à tous les tempéraments et en toute saison. Mélangées à des fécules, à des légumes que l'on peut varier selon les goûts, elles composent l'alimentation la plus saine, la plus favorable au développement et à l'entretien de la machine humaine. Le bœuf, le mouton, le jeune chevreuil, le porc de quinze à dix-huit mois, le pigeon, la perdrix, l'outarde, l'alouette, etc., appartiennent au genre des viandes rouges. Les poissons à chair rosée, tels que le thon, l'alose, le saumon, le homard, et plusieurs autres, sont aussi rangées dans la catégorie des viandes rouges.

C'est sous la forme rôtie que la viande nourrit le plus. La meilleure manière de faire rôtir les viandes est de les saisir, tout d'abord, par un coup de feu, puis, de modérer le feu et de les laisser cuire ensuite à l'air libre, afin que son fumet se développe et ne s'évapore point. La viande rôtie possède au plus haut degré les qualités réparatrices et fortifiantes.

Les viandes bouillies sont peu nourrissantes, parce qu'elles ont perdu, en grande partie, leurs sucs nutritifs, la gélatine et l'osmazome dont le bouillon s'est emparé; il ne leur est resté que la fibrine insipide et l'albumine, peu réparatrices par elles-mêmes. Pour préparer un bon bouillon, un bouillon bien azoté, c'est-à-dire tenant en dissolution les sucs de la viande, il faut premièrement choisir un morceau de viande rouge tenant à l'os et garni de tissu cellulaire gras; on met ensuite la viande dans une marmite de terre avec trois fois son poids d'eau, et on la fait bouillir lentement, à petit feu, pendant cinq ou six heures. On ajoute ordinairement au bouillon divers condiments pour lui donner une couleur, un goût et une odeur agréables. Le bon bouillon doit contenir un douzième de matières organiques et un cinquième de sels divers. Ces matières sont la gélatine, l'albumine et un principe sucré qui se développe par l'ébullition.

Les viandes blanches contiennent très abondamment de principes gélatineux ; elles sont faciles à digérer, mais peu nutritives : le veau, l'agneau, le lapin, le poulet, la caille, et tous les animaux dans leur première jeunesse; la brème, la tanche, la carpe, le brochet, le barbeau, et tous les jeunes poissons à chair blanche.

Les viandes blanches conviennent aux tempéraments bilieux, aux convalescents et aux estomacs paresseux ; mais on ne doit jamais en faire sa nourriture exclusive.

Les viandes, en général, ont trois principes essentiels, qui sont : la fibrine, la gélatine, et l'albumine.

La fibrine, qui est la base des muscles, s'offre sous la forme de fibres blanches lorsqu'elle est encore humide, et jaunâtre lorsqu'elle est sèche. L'oxygène, l'hydrogène, le nitrogène et le carbone entrent dans sa composition. La fibrine n'est nutritive qu'autant qu'elle est mélangée à d'autres substances nutritives.

La gélatine s'extrait ordinairement par l'ébullition des tissus blancs des animaux, tels que tendons, membranes, ligaments, cartilages, os, etc. ; la peau en fournit une quantité considérable. Ce qu'on nomme gelée de viande est tout simplement de la gélatine assaisonnée d'un peu de jus. La gélatine est très peu nutritive ; néanmoins, lorsqu'on la mélange aux aliments gras, elle se dissout dans le suc gastrique, se digère et s'assimile très bien. Il est permis de croire que la gélatine introduite dans l'estomac, après avoir été élaborée par la digestion, redevient membrane, cellule ou principe organique des os, et qu'elle sert au renouvellement des tissus gélatineux. La vertu des bouillons de poulet, de veau, de tortue, est due à la gélatine qu'ils contiennent. Le principe gélatineux domine dans la chair des jeunes animaux ; c'est pourquoi la viande d'agneau, de chevreau, de veau, tués trop jeunes, est fort peu nutritive; elle débiliterait l'estomac et provoquerait la diarrhée, si l'on en faisait un usage journalier.

L'albumine, de même que la gélatine, ne contiennent que fort peu de sucs nutritifs; mais à l'état de mélange avec d'autres aliments, elles se digèrent et servent à la nutrition.

Si l'on fait bouillir l'albumine, elle se coagule, se durcit et devient difficile à digérer.

L'albumine et le jaune d'œuf battus ensemble, sont un aliment réparateur, qui se convertit facilement en chyle. L'albumine, étendue de beaucoup d'eau, est employée en médecine comme adoucissante. On administre avec succès l'eau albumineuse dans l'empoisonnement par les sels de cuivre et de mercure.

L'albumine est abondamment répandue dans la matière vivante; on la trouve dans le chyle, la synovie, le serum du sang, dans la bile, la chair musculaire, le lait, la moelle des os, les tissus blancs, etc.

Les molusques, et particulièrement les huîtres, les moules, les escargots, en contiennent de notables quantités; mais c'est dans les œufs que l'albumine existe en plus grande abondance.

R

Radis. — Racines très indigestes, peu nourrissantes. Il est peu de personnes auxquelles ils ne causent des rappôrts soufrés pendant fort longtemps, surtout s'ils sont piquants.

Les plus jeunes, tendres, remplis d'eau et très doux, sont plus faciles à digérer.

Les raves se rapprochent davantage de ces dernières qualités. Les radis noirs ont, au contraire, toutes les propriétés excitantes des radis piquants; ils échauffent et ne doivent être pris qu'en petite quantité, ainsi que le raifort.

Raie. — Poisson de mer, à chair dure, qui a besoin d'être conservé pour se ramollir; il nourrit assez bien et se digère aisément.

Raisin. — Le raisin bien mûr contient beaucoup de sucre, il est très nourrissant. C'est peut-être le plus salutaire de tous les fruits; il convient en général à tous les estomacs.

Râte. — Cette partie des animaux est peu en usage. C'est une matière spongieuse, molle, aussi difficile à digérer qu'à mâcher, et qu'il faut abandonner aux estomacs robustes pour lesquels elle est d'ailleurs assez nourrissante.

Régime alimentaire selon les tempéraments. — Le choix et la quantité des aliments doivent être basés sur le tempérament, les besoins de la nutrition et l'activité des fonctions digestives.

Les tempéraments sanguins, les constitutions robustes, athlétiques, exigent des aliments en rapport avec la force de l'estomac et les besoins d'une large assimilation. On recommande particulièrement aux sanguins d'user sobrement des excitants et des stimulants de toute espèce, car les affections inflammatoires, les congestions, les coups de sang, sont les graves maladies que ces tempéraments doivent redouter pendant l'été ; la goutte, les rhumatismes, l'apoplexie et les paralysies pendant l'automne, ou première époque sénile. Les personnes qui ont ce tempérament devront donc être sobres de repas plantureux et de boissons spiritueuses ; elles feront usage de viandes blanches, de végétaux et de fruits, surtout pendant la saison des chaleurs.

Le régime alimentaire du tempérament bilieux doit être moins chargé de viandes et de boissons excitantes ; les substances mucilagineuses et acides lui conviennent. Néanmoins, comme, en général, l'activité digestive est très prononcée, il choisira des aliments dans la classe de ceux qui, sans être indigestes, séjournent longtemps dans l'estomac ; les aliments légers seraient digérés trop vite. Plusieurs hygiénistes prétendent que le lait est contraire aux personnes bilieuses ; mais ils ne disent point pourquoi. Ce qu'il y a de bien reconnu, c'est que chez un bilieux en bonne santé, le lait, bu ou mangé, sous toutes les formes, n'augmente nullement la quantité de bile.

Le tempérament nerveux offre de fréquentes irrégularités dans l'appétit et les forces digestives ; tantôt la quantité d'aliments qu'il consomme est énorme, et tantôt elle se réduit à très peu de chose. Les aliments grossiers, et de digestion difficile, sont défavorables à ce tempérament ; il repousse aussi les boissons excitantes, dont l'action augmenterait sa sensibilité déjà trop exaltée ; il lui faut des aliments azotés et faciles à digérer, des féculents, des fruits savoureux, pour relever l'action de l'estomac, souvent languissante, et pour favoriser le développement des forces musculaires ; car c'est par une nutrition abondante et une large assimilation qu'on parvient à maîtriser la prédominance des centres nerveux.

Le tempérament lymphatique, au contraire, réclame une nourriture excitante qui aille stimuler les organes et porter son énergie dans les tissus. Les viandes noires, succulentes, les mets savoureux, les assaisonnements excitants, et, parmi les plantes, les aromates, les amères, etc., lui sont très favorables.

Bien que les dispositions physiques et morales de la femme ressemblent beaucoup à celles des enfants, on serait dans une étrange erreur si l'on croyait qu'elle dût être soumise au même régime. Ce serait perdre de vue que la constitution de la femme est achevée, tandis que les organes de l'enfant doivent encore se développer longtemps. L'on a une première preuve de l'influence de cette différence si tranchée, en remarquant que l'enfant ne peut supporter l'abstinence, tandis que la femme, dont la vie est sédentaire, peut subsister avec une très petite quantité de nourriture. Aussi, son régime doit-il être doux, léger, à peine tonique, presque jamais excitant. Au contraire, la constitution robuste de l'homme exige une nourriture abondante, substantielle et très tonique, afin de suffire à une vie plus active et à des forces digestives plus énergiques.

Régime alimentaire selon les professions. — Les professions engendrent chez les hommes des dispositions et des habitudes qui deviennent des conditions de leur existence, et forment, à la longue, des modifications tellement prononcées qu'elles constituent, pour ainsi dire, un nouveau tempérament. Il est aisé de sentir, dès-lors, qu'une seule espèce d'aliment ne pourrait pas plus convenir à toutes les professions qu'à tous les tempéraments. Mais, quelque multipliées que soient les professions, il suffit, sous le rapport du régime, de les ranger en deux classes : l'exercice du corps, celui de l'esprit. Parmi les premières, les unes exercent tout le corps, comme chez les cultivateurs, les forgerons et autres semblables. Or, dans celle-là, les aliments doivent entretenir une grande force, puisque tout le corps fait de grands exercices. Des fruits, des végétaux peu nourrissants ne sauraient suffire; il faut des substances très nutritives; il convient même qu'elles ne soient pas très délicates, attendu que si la digestion en était facile, bientôt la faiblesse serait produite avec le besoin d'une nouvelle alimentation, et le travail ne pourrait être soutenu comme avec des aliments grossiers qui ne fournissent que lentement leurs principes nutritifs.

Voilà pourquoi les ouvriers qui fatiguent beaucoup se trouvent bien de ces pains mats et souvent mal cuits, de ces galettes compactes dont le peuple se nourrit dans beaucoup de pays pauvres, et digèrent très bien les viandes les plus indigestes.

D'autres professions sont sédentaires, ou ne font mouvoir qu'une partie du corps, telles sont celles des cordonniers, des tailleurs et de la plupart des professions des femmes. Le régime n'a pas besoin d'être aussi réparateur parce qu'il y a moins de fatigue, mais, par cela même qu'il n'y a pas d'exercices, l'estomac est faible et il est nécessaire de l'aider par des aliments toniques et même un peu excitants. Des substances douces seraient digérées difficilement.

Quant aux professions où l'esprit seul s'exerce, elles rentrent, sous certains rapports, dans la classe des travaux sédentaires et peuvent être soumises aux mêmes règles. Cependant, beaucoup d'autres considérations peuvent les faire modifier. D'abord, il n'y a pas de mouvements, même partiels, du corps; ensuite, le cerveau étant le centre de toutes les actions, l'estomac est nécessairement languissant, le ventre paresseux, l'appétit presque toujours faible. Tel est, en aperçu, les dispositions auxquelles le régime doit être approprié.

D'un autre côté, il y a une plus grande susceptibilité, en sorte que, comme dans le tempérament nerveux, on doit éviter les excitants qui agaceraient, ne pas même donner les toniques seuls qui seraient encore trop échauffants, et prendre beaucoup de substances douces, de viandes légères et de fruits mûrs pour prévenir ou diminuer les constipations si communes chez les gens de lettres.

Bien entendu, qu'en indiquant des préceptes aussi bornés, nous n'avons voulu citer que des exemples; mais on pourra régler le régime de toutes les professions en appliquant avec de légères modifications, suivant les cas, ce que nous avons dit de ces trois classes.

Quant aux habitudes qu'ont certaines personnes de manger des aliments qui, d'après les règles que nous établissons, pourraient leur paraître nuisibles, nous n'en parlerons que pour les rassurer sur les dangers qu'elles en redouteraient.

L'habitude, cette seconde nature, suivant l'expression populaire dont les lois sont souvent plus impérieuses que la nature même, a des effets si puissants qu'on les voit se produire contre toutes les probabilités et se constituer sans danger malgré toutes les apparences. C'est ainsi que l'on trouve des hommes forts, s'exerçant beaucoup, pendant l'hiver et dans un climat froid, se nourrir de mauvais pain et de quelques fruits secs; tandis que, dans des circonstances tout opposées, on rencontre quelquefois des hommes bilieux qui ne peuvent supporter des végétaux frais et des fruits rafraîchissants.

Ce sont, dira-t-on, des exceptions..., mais il fallait en faire mention, afin que l'on ne s'en servît pas comme d'exemples propres à repousser nos règles. Ajoutons, au surplus, que l'effet de l'habitude étant de rendre les organes plus aptes à certains actes, il faut respecter ces aptitudes quand elles existent.

C'est ainsi que l'habitude rend à la fin nécessaires des impressions qu'elle seule a pu rendre supportables, et que non-seulement on s'habitue à des aliments malsains, mais qu'il serait souvent dangereux de les quitter trop vite pour un meilleur régime.

C'est aussi pour cela que l'on réussirait mal à changer le régime d'un robuste paysan qui ne mange que du pain grossier et quelques aliments indigestes, auxquels ses organes sont façonnés, pour des potages délicats, du pain léger et la nourriture recherchée qui couvre les tables somptueuses, tandis que le changement opposé ne pourrait être supporté par les personnes habituées à ne vivre que des produits de bonne cuisine.

En un mot, il ne faut s'écarter que le moins possible, et seulement avec précaution, des habitudes contractées, sous le rapport de la quantité ou de la qualité des aliments.

Régime alimentaire selon les saisons. — L'influence des diverses saisons de l'année, sur l'état du corps, est un fait bien connu, mais la digestion est, de toutes les fonctions, celle qui en éprouve des modifications plus profondes. C'est surtout sous le rapport de l'appétit, de la faculté de digérer et du besoin de certains aliments, préférablement à d'autres, que l'on a eu raison de dire que l'homme du printemps ne ressemble pas plus à celui de l'automne, que l'homme de l'été à celui de l'hiver.

Cependant, cette mutation profonde n'est sensible que quand les saisons font éprouver leurs effets les plus intenses. Tout le monde saisit facilement l'impression différente que ressent le corps du froid très vif de l'hiver et de la chaleur des jours caniculaires; mais il ne faut pas croire que les autres époques des saisons, dont les effets sont moins tranchés, ont pour cela des effets moins réels, seulement elles produisent des changements que l'on ne remarque pas.

On sait qu'en hiver l'appétit est plus fort, la digestion plus active, et que l'on prend une plus grande quantité d'aliments qui sont mieux et plus promptement digérés que dans les autres saisons. Cela tient à ce que le froid, resserrant les tissus, engourdit, en quelque sorte, la surface du corps, arrête en partie la transpiration, concentre les forces à l'intérieur et donne plus d'énergie aux organes de la digestion; aussi, les indigestions sont plus rares l'hiver, bien que l'on mange davantage, et l'on peut se nourrir, sans inconvénient, de substances plus dures, plus pesantes, plus difficiles à digérer. Par la même raison, des végétaux sans fécule, des fruits aqueux, ne substanteraient pas assez; c'est l'époque où l'on doit user des farineux les plus nourrissants, des viandes les plus succulentes, et où il est moins besoin d'assaisonnements pour en aider la digestion. L'hiver est donc la saison où le choix des aliments est moins important; presque tous peuvent être pris, et ce qui prouve que la digestion s'en fait bien, c'est qu'en général l'on engraisse durant cette saison.

La digestion ne s'exerce pas avec beaucoup moins d'activité au printemps, ou plutôt l'énergie de l'estomac semble se continuer, l'appétit ne se perd point, les aliments passent bien et assez vite, et si déjà une température plus douce ramène la vie au-dehors du corps, l'impulsion puissante que le renouvellement de l'année redonne à toutes les actions vitales remplace ce que les fonctions digestives perdent en énergie.

Les aliments de l'hiver peuvent, par conséquent, être pris encore, mais il ne faudrait point continuer longtemps le même régime : il serait bientôt trop nourrissant, amènerait la pléthore, les hémorragies, beaucoup d'éruptions, de boutons à la peau et disposerait mal le corps pour supporter les chaleurs de l'été. C'est ce qu'ont merveilleusement senti les anciens législateurs, lorsqu'ils instituèrent des carêmes dans cette saison. Ce n'est pas qu'un jeûne trop sévère et même un régime trop léger ne soient sans inconvénient après que le corps s'est habitué à une nourriture forte et abondante, mais il est très utile alors de manger des viandes plus légères, comme le poisson, de remplacer les rôtis par des bouillis, de prendre plus de légumes et, en général, de tremper davantage les aliments, ou de choisir ceux qui sont plus humectants, plus doux, plus rafraîchissants.

Ainsi, les aliments du printemps ne doivent pas être aussi nourrissants que ceux de l'hiver, mais ils doivent l'être assez pour conserver au corps des forces capables de résister aux changements, aux inégalités de température.

Pendant le printemps, la force, la vigueur se sont peu à peu apaisées, et bientôt la chaleur, agissant avec énergie, amène, avec une excitation générale, une débilité extrême. La peau est animée, rouge et comme boursoufflée, la sueur en découle, toute la vie semble avoir passé à l'extérieur, tandis que les organes digestifs sont débiles, et, en même temps, très échauffés, très irritables. Aussi, la digestion est languissante, souvent pénible ou troublée, l'appétit nul et faible, et ne revient pas quand l'estomac est vide, ce qui fait que l'on est plus tôt appelé à table par l'heure des repas que par une faim décidée. C'est alors que les viandes succulentes, colorées, les ragoûts et même le bouillon gras, répugnent et ne conviennent pas, tandis que les aliments aqueux, et médiocrement nourrissants, sont les plus appropriés.

La nature semble avoir prévu les besoins de l'homme en faisant mûrir les fruits pendant l'été, époque de l'année où leur usage est plus avantageux. Les anciens faisaient beaucoup de cas, pour le régime de l'été, de ce qu'ils nommaient les fruits horaires, c'est-à-dire, qui venaient dans les temps de la canicule. Ce sont les plus succulents qui mûrissent à cette époque, ou pendant les plus fortes chaleurs de l'été; et ce sont les plus appropriés à l'état du corps puisqu'ils rafraîchissent, étanchent la soif et nourrissent peu.

Il ne faut point oublier, toutefois, que la faiblesse de l'estomac est un résultat de celle de tout le corps, et que, si l'on doit prendre des aliments légers et doux, il faut y mêler quelques substances légèrement excitantes, afin de réveiller son action sans l'irriter et, en même temps, un peu nourrissantes, afin de restaurer le corps et lui donner la force de résister à l'action débilitante de la chaleur.

Ainsi, l'on prendra avec des végétaux frais, des légumes, des fruits, une petite quantité de volaille rôtie, de mouton, de veau, de poisson; mais il est toujours important que tous ces aliments soient très frais, car il n'y aurait rien de plus dangereux, dans cette saison, que des viandes corrompues; l'on doit, par conséquent, repousser les venaisons et même les salaisons. On sait que la bile abonde alors ; un semblable régime ne ferait qu'accroître la chaleur intérieure qui la produit, et donnerait à ce liquide des qualités capables de déterminer des maladies putrides ; on préviendra, au contraire, ces résultats par les aliments rafraîchissants et nourrissants tout à la fois, surtout en faisant manger beaucoup d'oseille et en ne prenant point de viande sans y joindre beaucoup plus de végétaux.

Au commencement de l'automne, le corps conserve les impressions qu'il a reçues des chaleurs de l'été ; ce n'est que peu à peu que la température devenant moins chaude, la faiblesse diminue, l'estomac reprend son énergie, et les digestions deviennent d'autant plus faciles que l'on approche davantage de l'hiver. Il faut donc, dans le choix des aliments, suivre cette progression, ne pas s'écarter subitement de l'été et ne passer que doucement à celui de l'hiver. A cet égard, il est à remarquer que si l'on obéissait trop vite au sentiment de la faim qui renaît aussitôt que les chaleurs sont passées, et que l'on prît tout-à-coup une quantité trop considérable d'aliments fort nourrissants, les organes n'ayant pas encore repris des forces suffisantes pour en opérer la digestion, il pourrait en résulter des accidents.

C'est à l'inobservation de cette règle, bien plus qu'à l'usage des fruits, qu'il faut attribuer la fréquence, durant l'automne, des dévoiements, des dyssenteries et des fièvres. C'est donc l'excès des fruits qui est dangereux en automne, d'autant plus qu'ils sont succulents, moins aigrelets, moins rafraîchissants et qu'ils nourrissent plus que ceux de l'été. A cette époque où les légumes frais abondent encore, il faut, en ayant soin de choisir ceux qui sont plus nourrissants, continuer quelque temps d'en faire la base du régime ; on y joindra, à mesure que la saison avancera, une plus grande proportion de viandes, en passant successivement des légères à celles qui sont succulentes et toniques, de manière à arriver aux substances tout-à-fait restaurantes.

On concevra aisément que les variations dans la température, l'humidité et la sécheresse, soit de l'air, soit des pays que l'on habite, les influences que le corps reçoit de certaines professions et beaucoup d'autres circonstances analogues, rendent nécessaire une espèce de nourriture plutôt qu'une autre. Il serait trop long de traiter chacun de ces objets en particulier, nous dirons seulement que, quels que soient la saison, le climat, la position, la profession, etc., l'influence de l'humidité étant toujours affaiblissante, il faudra user d'un régime plus tonique, plus fortifiant, plus restaurant pendant la chaleur et le froid humide, dans un pays ou dans une profession qui soumet le corps à une humidité continuelle, que dans les circonstances opposées. Au contraire, par un temps sec, dans un lieu élevé et bien aéré, le corps conserve toutes ses forces, et les aliments n'ont pas besoin d'être aussi substantiels.

Régime alimentaire pendant la grossesse et l'allaitement. — Un fâcheux préjugé a persuadé à beaucoup de femmes que, pendant la grossesse, elles devaient manger pour deux.

Cet excès d'alimentation produit souvent une abondance de sang qui nécessite des saignées ou cause des accidents.

Le commencement de la grossesse est marqué par un défaut d'appétit, un dégoût pour tous les aliments substantiels. C'est un avertissement naturel qui doit les engager à ne prendre qu'une petite quantité de nourriture légère; et lorsque ces premiers accidents sont passés, elles doivent encore se borner à ne prendre que la quantité d'aliments suffisante pour satisfaire l'appétit. Quant aux femmes qui persisteraient à croire que l'enfant a besoin d'une nourriture spéciale, elles peuvent penser que le sang qu'elles perdraient chaque mois et qu'elles conservent alors, en tiendra lieu.

Souvent, dans le milieu de la grossesse, il succède aux dégoûts un appétit tellement désordonné qu'il y aurait du danger à le satisfaire. La raison doit alors servir de guide et faire éviter avec un soin égal l'abstinence qui affaiblirait, et l'intempérance qui, en causant des indigestions ou la pléthore, ferait courir les dangers des fausses couches. Enfin, on sent qu'à la fin de la grossesse, on ne doit plus faire que de légers repas; l'estomac, alors très refoulé, ne pourrait contenir beaucoup d'aliments à la fois, et dans ce cas, il faut les choisir sains et nourrissants, afin que, sous un petit volume, ils réparent promptement les pertes. C'est surtout pour l'état de grossesse que les meilleurs aliments sont ceux qui se digèrent le mieux.

Il ne faut pas oublier que le goût et le tempérament de la femme peuvent quelquefois tellement se modifier, que des aliments les plus malsains, savourés avec délices, passent bien plus aisément que les mieux choisis et les plus délicats. On aurait tort de craindre, par exemple, que les acides ne leur préparent des tranchées après l'accouchement, ainsi qu'à leur enfant. Au contraire, les fruits acides, à moins qu'ils ne causent évidemment des aigreurs d'estomac et des coliques, ou qu'on ne les mange avant leur maturité, sont très utiles aux femmes enceintes, en ce qu'ils rafraîchissent et diminuent la constipation et la chaleur du ventre qui, le plus souvent, les tourmentent.

Ce sont principalement les fruits rouges qui produisent ces bons effets. Il sera mieux cependant de n'en point faire une nourriture exclusive, parce qu'on n'en serait pas assez nourri; mais, si pendant un certain temps tout autre aliment répugnait, il n'en résulterait pas d'inconvénients. En général, à moins que les femmes enceintes ne désirent des substances tout-à-fait malfaisantes, il ne faut pas trop obstinément refuser de les satisfaire, l'expérience ayant appris que des appétits, en apparence dépravés, sont parfois un avertissement de l'instinct qui décèle le besoin et en même temps la puissance de l'estomac. Il peut y avoir du danger à repousser impérativement les désirs que l'état de grossesse fait naître; par cela même qu'ils résultent d'un état vicieux du système nerveux, ils n'en sont que plus fortement sentis, et le refus de les satisfaire peut causer assez de contrariété et d'agitation pour amener des dérangements dans la santé de la mère, et par suite dans celle de l'enfant.

Il ne faut pas diriger la femme en couche, sous le rapport de la nourriture, comme une malade, ni une personne en parfaite santé. Le régime qui lui convient est celui de la convalescence d'une maladie qui aurait ébranlé fortement le système nerveux, disposé à la fièvre inflammatoire, et qui, cependant, aurait assez épuisé les forces pour exiger quelque restauration. On conçoit d'après cela que toute espèce d'excitants doit être bannie, si l'on ne veut pas augmenter l'irritation nerveuse; que l'on ne pourrait pas donner ces rôties au vin chaud, assaisonnées de cannelle ou d'autres substances échauffantes, sans risquer d'amener des pertes ou des inflammations; enfin que, si quelquefois, et seulement quand la personne est faible naturellement et très fati-

7

guée par un accouchement pénible, on lui permet quelques fortifiants, ce ne doit être qu'un bouillon gras, un potage et une petite quantité de bon vin. D'un autre côté, à moins de pertes trop abondantes, de coliques fortes ou d'inflammations, la diète serait inutile, surtout si la femme nourrit. Il suffit donc qu'elle mange moins que dans l'état ordinaire, que les aliments soient doux et faciles à digérer. Il faut ajouter toutefois que la fièvre de lait est moins forte lorsqu'il n'a pas été pris beaucoup d'aliments depuis l'accouchement.

Le jour de cette fièvre, l'on ne doit prendre que du bouillon, ou faire diète tout-à-fait. Enfin, après le quatrième ou le cinquième jour, on réglera le régime suivant les circonstances, l'appétit, la quantité ou l'espèce d'aliments que la femme prend ordinairement, selon son tempérament, ses forces, etc.; mais, dans presque tous les cas, on pourra s'en tenir aux substances douces; on sera le plus longtemps possible économe d'aliments toniques, et l'on bannira les excitants.

Les mères qui allaitent et les nourrices, pensent, comme les femmes enceintes, qu'elles doivent se nourrir pour elles et leurs enfants. Elles mangent au-delà du besoin, afin d'avoir plus de lait; il en résulte, au contraire, que l'estomac, surchargé d'aliments, digère mal, qu'il y a des coliques, des vents, des aigreurs, et que tous ces dérangements produisent un mauvais chyle qui, à son tour, vicie les qualités du lait.

Il arrive aussi quelquefois que l'on change brusquement le régime des nourrices. Souvent, une paysanne fort sobre et dont la nourriture est assez grossière, transportée dans une famille aisée, y est soumise tout-à-coup à un régime que l'on se plaît à rendre d'autant plus succulent, qu'on croit par là amener plus et de meilleur lait. Cet usage est dangereux. On fait bien, à la vérité, de remplacer les aliments grossiers par de plus sains; mais il faut, autant que possible, les choisir de nature et de qualités analogues à ceux dont la nourrice usait habituellement, et ne l'amener que graduellement à un nouveau régime.

Une autre règle bien importante consiste à ne point l'astreindre à une seule nourriture purement animale ou végétale; mais, si l'on voulait opter, il faudrait donner la préférence à la dernière, parce que l'on a remarqué que les végétaux fournissent plus de lait que les substances animales, et que ces dernières, prises en trop grande proportion, incommodent les enfants. Le mieux est donc de suivre un régime mixte, dans lequel la proportion des végétaux soit plus grande. Il est surtout nécessaire de choisir les aliments des nourrices dans la classe des doux et des fortifiants, d'éviter avec soin les excitants, les ragoûts épicés, les fromages forts, le lard, les salaisons et autres semblables, ainsi que le café et le chocolat. Quant aux acides et aux crudités. il ne faut les défendre qu'autant que leurs effets sont évidemment nuisibles à l'enfant, et cette règle doit même être suivie pour tous les aliments. Lorsque le nourrisson éprouve plusieurs fois de suite des accidents après que la nourrice a fait usage d'un aliment, fût-il le plus sain en apparence, elle doit y renoncer; de même, lorsqu'une substance qui passe pour mauvaise ne paraît pas nuire, on doit lui en laisser manger; les salades, les fruits acides et autres, sont dans ce cas : l'on doit d'autant mieux les permettre que, quand ils ne causent pas de tranchées à l'enfant, ils rafraichissent et sont utiles à la nourrice, surtout si elle est bilieuse et constipée. Dans tous les cas, l'abus est toujours à redouter, et l'on n'en doit permettre qu'une petite quantité.

Régime alimentaire des convalescents. — Pour faciliter le choix des aliments qui conviennent aux convalescents, nous allons indiquer l'ordre dans lequel il faut les prendre pour passer des plus légers et des plus faciles à digérer à ceux qui le sont moins, et aux plus indigestes.

Cette sorte d'échelle sera comme le résumé de tout ce que nous avons dit précédemment des qualités des substances que nous avons passées en revue.

Dans une maladie très violente, et surtout dans les inflammations de l'estomac, le médecin a soin de choisir une tisane si légère qu'elle ne puisse nullement nourrir. Quand il y a un peu de diminution, il ne craint pas de rendre la boisson un peu substantielle; il permet une légère eau d'orge, de gruau ou de gomme; il fait faire ensuite une eau d'orge plus forte, même de l'eau panée; ce doit être la première nourriture. Viennent ensuite les bouillons de viande blanche, de veau, de grenouille, de poulet, que l'on commence par épaissir avec une petite quantité de crême au riz ou d'orge, de fécule de pomme de terre; enfin, l'on permet le lait, qu'il faut donner avec précaution, parce qu'il ne réussit pas toujours bien : souvent il passe mieux lorsqu'on y a fait cuire un peu de fécule.

On peut arriver ensuite aux véritables potages, que l'on fait d'abord fort clairs, en choisissant les fécules les plus légères, comme celle que nous venons de citer, et le sagou, le salep, le tapioca, la farine de châtaigne; on peut, après celle-là, y faire entrer la farine de blé, puis la semoule, le vermicelle, et enfin le pain, en commençant par celui de gruau. Tous ces potages doivent être faits avec du lait ou de l'eau et une petite quantité de beurre bien frais que l'on chauffe peu : enfin, avec les bouillons de viandes blanches dont nous venons de parler. On peut aussi y ajouter du sucre, car on ne doit pas craindre de le prodiguer comme assaisonnement des aliments doux que l'on donne aux convalescents.

On s'étonnera, sans doute, que nous n'ayions pas encore indiqué le bouillon gras, qui est généralement regardé comme le premier aliment des convalescents, mais nous pensons qu'on ne saurait trop en reculer l'usage.

C'est à tort que l'on croit le bouillon réparateur. Nous avons expliqué ailleurs qu'il contient l'extrait de la viande, c'est-à-dire la partie la plus excitante. Il peut bien, en réveillant l'action vitale, produire une chaleur générale et une sorte d'exaltation ressemblant à de la force; mais au fond, il ne contient rien de vraiment nourrissant. Il n'agit qu'à la manière des excitants; il échauffe et ne restaure pas; il produit un moment de vigueur qui s'éteint bientôt. Il faut, si l'on veut que cette force soit durable, ajouter une fécule au bouillon. C'est d'ailleurs un moyen de modérer l'excitation qu'il produit, en sorte qu'un potage gras, en nourrissant plus, est moins échauffant qu'un simple bouillon, et par ce double motif convient mieux aux convalescents.

On conçoit, d'après cela, qu'on pourrait donner, avant le bouillon gras, des gelées de viandes qui, contenant plus de gélatine et moins d'extrait, fournissent une nourriture douce et peu excitante. On peut aussi commencer à donner du pain, en petite quantité d'abord, et en choisissant celui de gruau cuit depuis au moins environ douze heures.

Lorsque le pain est digéré sans inconvénient, on peut passer à des aliments proprement dit. On a recours alors aux plus doux et aux plus légers, mais en préférant les végétaux, si l'on veut nourrir faiblement. Ainsi, l'on pourra choisir, selon la saison ou le goût, entre les épinards, la laitue et la chicorée cuits, les cardons, les salsifis, les navets, les asperges, les artichauts, les haricots et les pois verts, ainsi que les très jeunes fèves, en les débarrassant de leur robe. On pourra aussi donner des lentilles, des pois et des haricots secs, mais toujours à l'état de puréee,t à plus forte raison des pommes de terre qui sont plus douces et non moins nourrissantes.

Il est presque superflu d'avertir que tous ces aliments doivent être préparés avec des assaisonnements doux, au lait, au beurre frais, et très rarement au gras. Il en est beaucoup auxquels on peut ajouter de l'oseille pour assaisonnement; on peut même la manger seule sans inconvénient, si elle n'est pas trop acide, ou si on l'adoucit par du lait, un peu de jaune d'œuf, etc.

Les fruits cuits doivent être placés sur la même ligne que tous ces aliments. On doit toujours commencer par les moins acides, et les adoucir avec du sucre.

En même temps que les aliments qui viennent d'être nommés, on permettra des poissons légers, tels que l'éperlan, le goujon, le merlan, la limande, la sole et même la perche, mais en ayant soin de ne faire manger frits que les gros, comme le merlan, afin que l'on puisse en prendre la chair intérieure placée sous la couche de friture, qu'il faut rejeter. La première viande que l'on doit donner est celle du poulet; on pourrait aussi manger des cuisses de grenouille et même du lapereau, et du perdreau.

On passera ensuite aux poissons à chair un peu consistante, comme le rouget, le carrelet, la barbue, le brochet, la carpe maigre et même le turbot.

L'agneau et le chevreau sont fort légers, mais comme ce sont des viandes peu faites, il faut que l'estomac soit déjà exercé pour les bien digérer ; c'est pourquoi nous ne les avons pas conseillées plus tôt. Il en est de même des ris, de la fraise de veau, et surtout du veau, sur l'usage duquel on doit être très réservé dans les convalescences, qu'il pourrait prolonger par des dévoiements fâcheux.

Les huîtres fraîches peuvent être mangées en même temps, ou même avant le poulet ; c'est alors aussi que l'on peut donner des œufs, en ne laissant manger que peu de blanc, et jamais sans être mêlé au jaune avant la cuisson. Ce qu'on appelle l'œuf au lait est, pour les convalescents, la meilleure préparation de cet aliment.

On conçoit qu'après avoir pu manger impunément tout ce que nous venons de nommer, on ne doit pas craindre le mouton, le chevreuil, qui est le plus sain de tous les gibiers, et même le bœuf rôti. Cependant, si l'on redoute une nourriture aussi substantielle, on pourra recourir à des poissons plus nourrissants que les précédents, comme la truite, la lotte, l'aloze, ainsi que par le lapin, le pigeonneau, le jeune canard, les cervelles, les moules et même le chapon, la poule, le dindon et le coq avant qu'il soit vieux.

Enfin, quand on aura mangé du canard, du pigeon, de la poularde, de l'oie, des ortolans, des grives, des bec-figues, des bécassines, ou de plus gros gibiers, comme la bécasse, la caille, la perdrix, le faisan, le lièvre ou des poissons : tels que l'anguille, le maquereau, le saumon, la morue, la raie, l'esturgeon, le thon, le hareng frais, on ne devra plus redouter les aliments les plus échauffants ou les plus indigestes, et c'est alors seulement qu'il n'y aura pas plus d'inconvénient que dans l'état de santé à user des pâtisseries, des charcuteries, du boudin, du foie, des viandes crues, des anchois, des harengs-saures, des homards, des écrevisses, des champignons, des choux, des ognons, des truffes et des végétaux crus, comme les salades, le céleri, les radis, le cresson, etc., etc. Nous n'étendrons pas plus loin cette liste, et quant aux aliments que nous avons omis d'y placer, on pourra, en se reportant à ce que nous avons dit précédemment, les y ranger en raison de leurs qualités.

On conçoit aussi que l'ordre suivi pour arriver à des aliments plus simples, plus légers, moins nourrissants, à ceux qui ont des qualités tout opposées, n'est pas tellement absolu qu'on ne puisse l'intervertir dans quelques parties.

Il est de même quelquefois nécessaire de passer subitement à des mets qui, dans cette énumération, ne se trouvent qu'après beaucoup d'autres; mais la règle que nous conseillons n'en restera pas moins la meilleure, et il ne faudra s'en écarter que par exception, quand on y sera forcé par des habitudes acquises ou des dispositions particulières soit de tempérament, soit de maladie.

Ris de veau. — Les ris sont des espèces de glandes qui se trouvent dans la poitrine du veau; c'est un aliment douçâtre comme les cervelles, plus gras, et qui, n'excitant pas davantage l'action de l'estomac, doit être pris en petite quantité et avec des assaisonnements ou d'autres aliments.

Riz. — Le riz contient une fécule pure et en grande quantité; il a tous les avantages et les inconvénients des fécules pures. Aussi, il sert presque tout entier à nourrir; il donne par conséquent peu d'excréments, ce qui a fait penser qu'il était resserrant. Il forme une nourriture douce, mais il ne peut exciter l'action des organes de la digestion qu'au moyen des assaisonnements qu'on y ajoute, et qui souvent sont necessaires pour le faire passer quand il y a débilité des premières voies.

La meilleure préparation du riz sera toujours celle où, cuit dans un liquide, il en aura absorbé suffisamment pour se gonfler autant que possible; à cet état, on dit qu'il est crevé, et l'on peut être sûr qu'il n'augmentera pas de volume dans l'estomac, qu'il présentera sa fécule sous la forme la plus favorable à l'action des organes digestifs, et sera à la fois un aliment léger et nourrissant. Aucune des autres manières de le faire cuire n'offre cet avantage.

Rognons. — Le tissu des rognons est très compacte, très ferme, et la digestion en serait assez pénible lors même qu'on les débarrasserait des parties tendineuses qu'ils renferment. Ils ne conviennent pas aux estomacs délicats, et l'odeur qu'ils laissent exhaler décèle quelquefois que leur fonction a été de sécréter l'urine; c'est un aliment à la fois lourd et un peu excitant.

Rôti. — Dans cette préparation, la chair conserve presque tout son jus; aussi est-elle plus soluble dans l'estomac, plus tonique, plus nourrissante que par tout autre mode de cuisson.

Il est même des viandes qu'il faut absolument faire cuire ainsi pour les digérer; tels sont le cochon de lait, l'agneau, le chevreau et même le veau. Mais les viandes noires, qui sont naturellement toniques, le deviennent souvent trop quand on les fait rôtir, du moins pour certains estomacs qui ne peuvent supporter les excitants.

Rouget. — Poisson de mer, à chair ferme, délicate, savoureuse, nourrissante et d'une facile digestion ; c'est un aliment agréable, qui convient aux estomacs délicats et aux convalescents.

Roux. — Les roux, en général, sont dangereux et ne peuvent être supportés que par des estomacs très robustes. C'est une des préparations les plus excitantes, les plus capables d'irriter, de déranger la digestion, de causer des aigreurs et des douleurs d'estomac.

S

Sagou. — Fécule extraite du palmier, qui se gonfle beaucoup et donne une gelée inodore et insipide ; il forme une nourriture légère et restaurante, qui convient aux estomacs faibles, délicats et aux convalescents.

Salades. — En général, les salades ont les qualités des herbes avec lesquelles on les fait. Il faut cependant remarquer qu'étant mangées crues, elles ne sont pas aussi faciles à digérer. Du reste, on peut les ranger en trois divisions : 1° les unes sont douces et rafraîchissantes, comme celles de laitue, de romaine, de mâches, de scarole et de raiponce ; 2° d'autres sont un peu amères et moins rafraîchissantes, telles sont les différentes chicorées et le pissenlit ; 3° enfin, il en est d'échauffantes, par exemple, celles de cresson, de céleri. On peut faire la même distinction entre les assaisonnements qu'on y ajoute. Le pourpier et les fleurs qui ne servent qu'à les parer, comme les mauves, la pervenche, la bourrache, sont seulement douces et ne changent rien à leurs qualités ; il en est à peu près de même de l'huile, mais le cerfeuil, l'estragon, les capucines, la pimprenelle, la ciboule, sont des excitants, ainsi que le sel. Quant au vinaigre, en même temps qu'il excite la digestion, il rafraîchit ; mais le poivre et les épices, et surtout la moutarde que l'on ajoute au céleri, sont très échauffants et irritants.

Salaisons. — Les aliments trop salés produisent la soif et une chaleur dans la bouche et la gorge, qui résulte de l'irritation de ces parties, laquelle se propage, on n'en peut douter, sur tout le trajet que parcourent ces aliments.

L'excès du sel est donc aussi nuisible que l'usage modéré peut en être avantageux ; voilà pourquoi ce qu'on appelle les salaisons sont en général des aliments assez insalubres. On sale les viandes et les poissons pour les conserver, mais ce moyen augmente toujours la fermeté de leur tissu en absorbant l'humidité ; en sorte que, même quand on les dessale avant de les manger, comme on le fait pour la morue, le hareng, le lard, etc., leur chair reste toujours plus sèche et moins facile à digérer que lorsqu'on les mange frais.

Salep. — Fécule qui se gonfle beaucoup par la cuisson dans un liquide dont elle absorbe soixante fois son poids. Le salep offre les mêmes avantages que le sagou, comme aliment, mais il a une odeur désagréable qu'il est difficile de lui ôter. Dans tous les cas, il faut préférer celui de Perse à celui que l'on prépare avec nos orchis d'Europe. En général, le salep se vend si rarement exempt de mélange, qu'il vaut mieux lui préférer une de nos fécules pures indigènes.

Salsifis. — Les salsifis sont doux, légers à digérer, rafraîchissants, sans aucun mélange de principes qui puissent les rendre excitants ou venteux; ils ont besoin d'assaisonnements qui les rendent agréables au goût.

Sang. — Le sang des animaux qui servent d'aliments est une chair coulante : il contient, en effet, tous les principes des viandes riches en matériaux de nutrition; il est très nourrissant et en même temps très échauffant. Cet aliment convient aux personnes robustes et actives.

Sanglier. — Le sanglier ne diffère du cochon que par une plus grande fermeté de sa chair, qui est plus agréable au goût et d'une odeur plus forte; la hure en est la partie la plus recherchée et la plus délicate.

Sardine. — Poisson de mer, à chair délicate, agréable au goût et facile à digérer; la sardine sèche et salée n'offre pas les mêmes qualités alimentaires. Elle a tous les inconvénients des aliments fortement salés. La sardine préparée à l'huile, dans une conserve, est un aliment excitant, savoureux, mais très indigeste et produisant souvent des douleurs d'estomac.

Saumon. — Poisson de mer et de rivière, à chair ferme, peu grasse, nourrissante mais pesante et difficile à digérer. C'est un aliment assez agréable au goût, et qui convient aux estomacs robustes.

Scorsonère. — Racine douce, rafraîchissante, nourrissante et légère à digérer; la vertu échauffante qu'on lui suppose est imaginaire.

Seigle. — Le seigle ne contient presque pas de gluten; ce principe s'y trouve remplacé par un mucilage visqueux qui permet de former une pâte filante et gluante, assez liée pour s'étendre sans se rompre, et qui contribue à la faire lever. Le pain fait d'un mélange de seigle et de froment, participe des qualités de ces deux espèces de grains. Cet aliment est un des plus sains; il convient le mieux aux organes robustes dont l'action est encore accrue par des exercices forcés, mais il ne faudrait pas s'attendre à le voir digérer avec la même facilité par les estomacs délicats qui ne s'exercent que sur le pain léger et bien fermenté de nos cités.

Sel. — Le sel, à petite dose, est le condiment obligé de presque tous les mets, de toutes les sauces; il excite les glandes salivaires et favorise la dissolution de toutes les substances alimentaires.

L'excès du sel est aussi nuisible que l'usage modéré peut en être avantageux.

Semoule. — Pâte formé avec la farine de blé, qui n'a d'autre propriété, en potage, d'être plus légère que le pain et plus facile à digérer.

Sole. — Poisson de mer à chair ferme, délicate, savoureuse, nourrissante et facile à digérer. La sole est un aliment agréable et d'autant plus facile à digérer qu'elle est peu grasse.

Sucre. — Le sucre est, sans contredit, l'assaisonnement le plus doux, le plus agréable et peut-être le plus généralement utile, ou celui qui offre le moins d'inconvénients. En petite dose, il facilite la digestion, aussi est-il généralement connu que l'eau sucrée est le meilleur moyen de débarrasser l'estomac des aliments qui y séjournent trop longtemps.

D'où vient donc que le sucre passe pour échauffer ? C'est qu'il peut produire cet effet quand on en use avec un grand excès, qu'on l'a altéré avec une forte cuisson, qu'il est brûlé en caramel, ou enfin qu'il est uni à des matières excitantes, odorantes, très savoureuses, comme dans les divers bonbons qu'on ne doit jamais prendre qu'en petite quantité. Mais, lorsqu'il est isolé, c'est une substance très nourrissante qui forme un aliment d'autant plus doux et salubre que, de même que la fécule, la digestion en est facile et que son union avec les organes n'est accompagnée d'aucune impression irritante.

On ne peut douter de sa propriété nutritive, en remarquant que les nègres qui s'en nourrissent dans les sucreries sont plus gras et plus replets que les autres. Il peut être conseillé sans danger lorsqu'on a besoin de réparer les forces et l'embonpoint. C'est une substance qui se digère promptement, complètement et sans fatiguer les organes. Il produit d'ailleurs très peu d'excréments et il n'y aurait qu'un très grand abus de cette substance qui pourrait produire des accidents, que certainement n'ont jamais vus ceux qui paraissent le plus les craindre.

T

Tanche. — Poisson de rivière, à chair dure, peu agréable au goût et indigeste. La tanche est un aliment peu nourrissant qui doit être repoussé par les personnes délicates.

Tapioca. — Fécule dont se nourrissent les nègres. Le tapioca est léger, nourrissant et facile à digérer; il convient aux estomacs faibles et aux convalescents. Il existe du faux tapioca préparé avec la fécule de pomme de terre, à laquelle on a fait subir une demi-cuisson pour en former des grains qui servent à faire la fécule du faux tapioca.

Nous conseillons de préférer au faux tapioca, la fécule de riz ou de pomme de terre, afin d'être plus sûr de la substance dont on use et de ne point risquer une mauvaise imitation.

Thé. — Le thé est un excitant énergique; il convient aux constitutions énervées, aux tempéraments lymphatiques, aux habitants des contrées humides ou brumeuses, et dans les circonstances où il est nécessaire de ranimer l'action de la peau et de rappeler la transpiration. Pris quelques heures après un repas copieux, l'infusion du thé stimule l'estomac et précipite les digestions laborieuses.

L'infusion du thé doit être légère, et, pour corriger son âcreté, on y ajoutera du lait, de la crême et du sucre. Le thé vert attaque les nerfs; on doit lui préférer le thé bou. Si la mode le voulait, le thé serait remplacé avec avantage par la mélisse, l'anis, le tilleul, la camomille et beaucoup d'autres plantes. De même que le café, le thé a eu ses détracteurs et ses apologistes.

En France, l'infusion du thé devrait être réservée pour certaines circonstances où les forces digestives et transpiratoires sont paresseuses; en faire un usage journalier, c'est se priver d'un excellent moyen lorsque son emploi devient utile.

Le thé ne saurait convenir aux organisations excitables; on a vu souvent des insomnies, des crampes d'estomac ou gastralgies, des spasmes, des palpitations, des tremblements et autres symptômes nerveux, survenir aux personnes irritables qui, pour suivre le caprice du bon ton et de la mode, se croyaient obligées et s'obstinaient à prendre du thé. Enfin, la plupart des médecins sont d'avis que le thé a trop d'inconvénients pour en faire un usage habituel, et qu'il doit être considéré comme moyen thérapeutique.

Thon. — Poisson de mer, à chair ferme, nourrissante, mais très indigeste. Le thon, qui après avoir été rôti, frit, assaisonné et qui se conserve dans l'huile, ne doit être mangé qu'en petite quantité, seulement comme hors-d'œuvre.

Thym. — Assaisonnement aromatique, peu échauffant, qui rend les aliments agréables au goût, sans irriter, et facilite la digestion.

Tomate. — La tomate est rafraichissante; elle s'emploie comme assaisonnement et stimule les organes digestifs.

Topinambour. — Le topinambour ressemble un peu à la pomme de terre par la forme, mais ne contient, comme cette dernière, ni sucre, ni fécule; il n'est pas plus nourrissant que l'artichaut, dont il se rapproche beaucoup par le goût et les qualités alimentaires.

Tortue. — La chair de la tortue est ferme, délicate, rafraîchissante, peu nourrissante et d'une digestion pénible pour les estomacs faibles et délicats. Le bouillon de tortue rafraîchit, restaure les estomacs irrités et les convalescents.

Transformations que peut opérer l'alimentation dans l'économie. — En général, lorsque la maigreur ne dépend pas d'une affection organique, la méthode pour engraisser consiste à diriger, sur le tissu cellulaire, les sucs nutritifs provenant de certains aliments. Les expériences de plusieurs physiologistes et chimistes ont démontré que les matières grasses contenues dans le chyle allaient invariablement s'interposer dans les aréoles du tissu cellulaire pour y former la graisse; or, les viandes grasses, le beurre, l'huile, le riz au gras, les farineux et féculents, préparés avec force graisse, les ragoûts et autres aliments gras, devront composer la nourriture exclusive des personnes qui désirent s'engraisser. On peut, à l'exemple des femmes turques, administrer de temps en temps des lavements de bouillon gras chargé de gélatine. Les boissons seront prises parmi les vins sucrés, les bières et cidres nouveaux, le lait non écremé, l'hydromel, etc., à l'exclusion de tout vin sec, du thé et du café. On joint à ce régime les bains chauds et le repos au sortir du bain, le sommeil aussi longtemps prolongé qu'il sera possible; de temps à autre de légers purgatifs pour exciter le canal gastro-intestinal; enfin, peu d'excercice et beaucoup de repos. Cette alimentation opère presque toujours une complète métamorphose; on a vu des personnes étiques et anguleuses devenir, en quelques mois, d'un embonpoint considérable.

D'après ce qu'on vient de lire, il reste, comme fait rigoureusement établi, que chaque classe d'aliments possède son influence élective, que l'homme peut, à son gré, diriger les sucs nutritifs sur tel ou tel organe et en priver tel ou tel autre, et qu'il peut enfin opérer, par la nutrition, des changements complets dans les différents systèmes d'organes et les tissus de l'être vivant.

Pour rendre un sujet maigre, il faut que le régime soit excitant et peu substantiel.

La nourriture, prise en petite quantité, se composera de viandes blanches dépourvues de toute graisse et bien condimentées; de légumes cuits à l'eau, sans beurre ni autres substances grasses, mais salés et vinaigrés simplement; des fruits, des boissons acidulées, diurétiques; de vins blancs, de café noir, etc. A cette alimentation, il faut joindre les purgatifs salins et de légers sudorifiques à des intervalles de deux ou trois jours. La gymnastique soutenue est ici indispensable: l'escrime, la danse, la natation, la course, les promenades prolongées jusqu'à la fatigue. Ce régime, bien suivi pendant trente-cinq à quarante jours, opère la fonte du plus gros ventre, efface l'obésité.

Truffe. — Sorte d'assaisonnement aromatique, qui n'a d'autre qualité, étant joint à d'autres aliments, que de les parfumer et de les rendres plus agréables au goût. La truffe est très indigeste si on en mange un peu trop et doit être repoussée par les personnes faibles et délicates.

Truite. — Poisson de rivière, à chair ferme, délicate, savoureuse, nourrissante et facile à digérer. La truite forme un aliment léger et agréable qui convient aux personnes faibles, délicates et aux convalescents.

Turbot. — Poisson de rivière, à chair tendre, délicate, d'un goût exquis et facile à digérer. Le turbot est recherché pour sa légèreté ; il forme un aliment agréable qui plaît aux gourmets et qui convient aux estomacs paresseux et aux convalescents.

V

Veau. — Le veau est très bon quand il n'est pas trop jeune ; mais il a besoin d'être assaisonné, et ne convient qu'à un petit nombre d'estomacs ; rôti, il est préférable et forme un aliment agréable au goût, nourrissant et d'une digestion plus prompte.

Venaison. — On donne ce nom au gibier, et on entend plus souvent, par le mot venaison, l'odeur forte que contracte leur chair conservée.

On sait que cette chair devient verte et que les chasseurs ne répugnent pas à la manger quand elle est dans un état de putréfaction assez avancée. A cet état, elle est attendrie et elle peut plaire à certains palais, mais il ne faut pas y chercher un aliment salubre,

Vermicelle. — Le vermicelle mis dans le bouillon forme un aliment léger, nourrissant et d'une facile digestion ; convient aux estomacs faibles, délicats et aux convalescents.

Vin. — Le vin est composé de plusieurs principes, dont les principaux sont :

1° L'alcool en quantité plus ou moins grande, selon l'espèce et le climat ;

2° Le principe sucré, dont la quantité dépend aussi du raisin et du climat ;

3° Le principe volatil ou huile essentielle, à laquelle chaque espèce de vin doit son bouquet ;

4° La matière colorante, provenant de l'enveloppe ou peau de raisin ; c'est cette enveloppe qui fournit le tannin que contiennent les vins âpres et rouges ;

5° Enfin, une grande quantité d'eau.

Relativement à leur nature, à leur saveur et à leurs effets sur notre corps, les vins se distinguent en plusieurs espèces, dont quatre principales :

A la première appartiennent les vins acidulés contenant peu d'alcool, peu de sucre et beaucoup d'eau ; ils sont raffraichissants et très indigestes ;

La deuxième espèce embrasse tous les vins contenant un peu plus d'alcool que les précédents, mais dont l'action est tempérée par le tannin qu'ils contiennent.

Proportions d'alcool qui se trouvent dans les vins de Bordeaux : 15 pour cent ; de Bourgogne, 14 1/2 ; de Champagne, 13 1/2 ; de Côte-Rotie, 12 1/2 ; de Sauterne, 14. Tous ces vins conviennent aux estomacs faibles et paresseux. Pour hâter la digestion des aliments parmi les vins de cette espèce, il en est qui ont acquis une juste célébrité par leur saveur et leur bouquet agréable : le

Volnay, le Beaune, le Nuits, le Pomard, le Chambertin, le Clos-Vougeot, etc.

La troisième classe est composée de tous les vins qui contiennent une forte proportion d'alcool. Les vins de Marsala, 25; d'Oporto, 23; de Madère, 22 ; du Roussillon, 18 1/2 ; du Languedoc, 16, de Provence, 15. Ces vins portent au cerveau et provoquent facilement l'ivresse : on ne doit les boire qu'en très petite quantité ou largement coupés d'eau.

La quatrième espèce se compose des vins sucrés généreux, cordiaux, stomachiques, tels que les vins de Samos, 24 ; de Chypre, 23 ; de Kiris, 20 ; de Lacrima-Christi, 19 1/2 ; de Constance, 19 ; de l'Ermitage, 17 ; de Lunel, 15 ; de Malvoisie, 16 1/2, etc. Ce sont en général des vins de dessert qu'on prend à petites doses.

Enfin, il existe une classe de vins dits mousseux, qui contiennent beaucoup d'acide carbonique et peu d'alcool ; le Champagne, 13 ; le Limoux, 13 ; le Grave, 13 ; le Tokai, 9 1/2, etc. Ces vins d'une digestion facile, excitent momentanément le cerveau et donnent autant de gaîté que de vivacité.

Il n'est aucun point d'hygiène alimentaire sur lequel on ait autant écrit que sur les bons et mauvais effets du vin. Les uns ont préconisé le vin comme une boisson des plus salutaires, des plus vivifiantes, possédant la vertu de faciliter les fonctions physiques et de doubler l'aptitude morale. Les autres le signalent, au contraire, comme une cause d'abrutissement moral et de dégradation physique. La vérité se trouve entre ces deux extrêmes, c'est-à-dire, que l'usage modéré du bon vin ne peut qu'être utile à certaines organisations, tandis que l'excès dans le vin, comme en toute autre chose, est toujours nuisible.

L'action exercée par les boissons alcooliques sur la membrane muqueuse qui tapisse les voies digestives est presque toujours fâcheuse.

En effet, après avoir violemment excité cette membrane, elle la dessèche, la racornit et lui fait perdre sa sensibilité. Une partie de l'alcool introduit dans l'estomac s'acidifie, l'autre partie est portée dans le torrent de la circulation. C'est cette dernière partie de l'alcool absorbé qui monte au cerveau, surexcite les centres nerveux, facilite les mouvements musculaires, précipite les battements du cœur, accroît momentanément la chaleur vitale, ainsi que les sécrétions urinaires et transpiratoires.

Mais lorsque ces boissons alcooliques sont prises outre mesure, alors aux symptômes physiologiques précédents, succède l'ivresse et l'affaiblissement des fonctions nerveuses et musculaires.

L'abus habituel des boissons alcooliques, excitantes ou narcotiques, en émoussant la sensibilité des papilles de la langue, blase le goût, qui ne peut être réveillé que par des quantités plus fortes de ces boissons. Plus tard, surviennent des gastrites chroniques, des indurations de la muqueuse de l'estomac, du pylore des intestins; les engorgements du foie, les anévrismes, les congestions cérébrales, quelquefois, mais rarement, la combustion humaine spontanée! On reconnaît le buveur à sa voix rauque, son nez rutilant, à ses lèvres bleuâtres, à son teint couperosé, au tremblement musculaire, à l'affaissement des fonctions de l'intelligence qui précède l'abrutissement et la complète nullité des facultés physiques et morales.

Pour apaiser ou dissiper l'ivresse, il faut faire prendre au sujet de 15 à 20 gouttes d'amoniaque liquide dans un verre d'eau ; le même résultat s'obtient en faisant prendre des eaux gazeuses et toutes les substances propres a éliminer l'alcool, soit par le vomissement, soit par les sueurs et les urines.

Vinaigre. — En général le vinaigre de vin relève et rend digestibles les viandes blanches, gélatineuses et fades par elles-mêmes ; mais il ne faut jamais abuser de cet assaisonnement, car il affaiblit promptement les forces de l'estomac, altère les fonctions digestives et cause la dyspepsie ou difficulté de digérer. Le vinaigre attendrit les viandes que l'on y fait mariner sans aucun danger, parce qu'elles ne l'absorbent point, mais il n'en est pas de même des fruits et des légumes que l'on y fait confire, car ils en sont fortement pénétrés.

FABRICATION DU VINAIGRE. — Dans un tonneau qu'on défonce, on place des rubans de hêtre, de manière à le remplir sans le tasser. On remet le fond, on dispose ce tonneau verticalement sur un trépied, sur une table ou un meuble quelconque. On place un robinet de bois au bas de ce tonneau et un vase de bois, de grès ou de faïence sous ce robinet, pour recueillir le liquide qui s'en écoulera. On fait un trou au fond supérieur, on y introduit une certaine quantité de bon vinaigre de vin, et même la mère de ce vinaigre si c'est possible, et on le laisse en contact pendant trois ou quatre jours ; on retire. Ce vinaigre a pour effet de rendre les copeaux propres à l'acétification ; il reste propre aux usages ordinaires. Avec une vrille de la grosseur du petit doigt on pratique tout autour du tonneau, sur la partie dépourvue de cercles, des trous inclinés de haut en bas, la partie la plus déclive du trou en dedans ; on pratique encore des trous semblables sur le fond supérieur ; enfin, on dispose horizontalement un tonneau renfermant du vin au-dessus du tonneau vertical, de manière à ce que le robinet du tonneau de vin déverse, par un mince filet et par un trou du fond supérieur du tonneau vertical, sur les rubans de hêtre, le vin qu'on veut acétifier. On laisse ouvert le robinet du tonneau horizontal, et lorsque ce vin, après avoir traversé les copeaux, est arrivé dans le robinet inférieur, et qu'il s'écoule dans son récipient, il est arrivé en vinaigre. On aura du vinaigre d'autant plus fort que l'écoulement s'en fera plus lentement et que la température de la pièce sera plus élevée; en sorte qu'on gouvernera cet écoulement suivant le résultat qu'on aura obtenu et celui à obtenir. Il sera d'une grande importance de disposer cet appareil dans une pièce chaude, car ce n'est qu'à une température un peu élevée que l'acétification peut se produire convenablement. En été, un grenier atteindra le but qu'on se propose, et en hiver une cave dans laquelle on place un poêle, ou à défaut, une brasière, atteignent parfaitement le but.

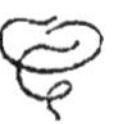

PROCÉDÉS

Pour la conservation des substances alimentaires.

—

Abricots. — Couper le fruit en deux; enlever les noyaux, dont on extrait les amandes que l'on monde de leur péllicule en les faisant blanchir à l'eau bouillante; on les place avec le fruit dans des bouteilles qu'on remplit de sirop de sucre, à vingt degrés; on bouche, et l'on donne quatre minutes seulement d'ébullition au bain-marie.

Ananas. — Pour conserver les ananas, on les choisit modérément mûrs : après les avoir bien essuyés et brossés, on les coupe par tranches dont on emplit les bouteilles jusqu'au deux-tiers de leur capacité. On verse alors par-dessus du sirop à 26° froid, jusqu'à trois centimètres environ au-dessous de la cordeline. Les bouteilles, parfaitement ficelées et bouchées, sont ensuite placées dans le bain-marie maintenu en ébullition pendant cinq minutes. On arrête alors le feu pour laisser refroidir le bain-marie; les bouteilles en sont retirées seulement après son entier refroidissement.

Artichauts. — Après avoir coupé par quartiers les artichauts, dont on ôte le foin, on les met dans l'eau fraîche, pour les empêcher de noircir. On les fait ensuite blanchir à l'eau bouillante, puis on les met en bouteilles auxquelles on donne deux heures d'ébullition.

Beurre. — Mettre le beurre au sortir de la baratte, dans de l'eau très fraiche, renouvelée tous les jours. L'eau bouillie préalablement, puis refroidie, est la meilleure, parce qu'elle ne contient pas d'air.

Autre : — Eau bouillie de bicarbonate de soude.

Beurre salé : — 62 grammes de sel par kilogr. de beurre.

Beurre demi-sel : — 15 à 20 grammes de sel par kilogramme.

Procédé Twanley :

Sucre , 100 grammes;
Sel fin , 200 grammes;
Salpêtre, 100 grammes.

Employer 60 grammes de ce mélange par kilogramme de beurre. Débarrasser préalablement le beurre de son petit-lait. On pétrit le tout avec soin et l'on met en baril. Le beurre se conserve ainsi frais pendant plusieurs années.

Procédé Breton.

Placer le beurre dans un vase en fer-blanc, qu'on achève de remplir avec 3 grammes d'acide tartrique ou acétique, par litre d'eau.

Souder le vase et conserver dans un lieu frais.

Observation. — Lorsque le produit ne doit point voyager, les vases en fer-blanc peuvent être remplacés par des vases de terre ou de verre bien luttés.

Procédé Belin.

Le beurre frais doit être malaxé dans un linge en toile double, d'une étoffe de laine, puis pressé fortement pour en extraire l'eau du beurre et le petit-lait, on l'enveloppe ensuite de papier albuminé. Pour cela, on prend des blancs d'œufs qu'on bat à l'état de neige, et auxquels on ajoute, pour chaque œuf, un gramme de sel marin et un demi-gramme de sel de nitre. Dans ce mélange, bien intime, on trempe les feuilles de papier, bien séchées auparavant, puis on dessèche fortement après le trempage en se servant d'un fer à repasser. Le beurre ainsi enveloppé du papier albuminé, bien desséché, se conserve frais pendant des mois et même des années, pourvu qu'il soit placé dans des lieux bien secs et surtout bien aérés.

Bouillon. — Après avoir préparé le bouillon avec le plus grand soin et avec de la bonne viande de bœuf, exempte de suif, on le verse dans une chaudière à fond plat et chauffée à la vapeur libre contenue dans un double-fond. Cela fait, on l'évapore lentement, à une température de 43 à 50°, en ayant soin de l'agiter continuellement pour en accélérer l'évaporation. Quand le volume est réduit au point de marquer 6 ou 7° à l'aréomètre Baumé, on en remplit des boîtes cylindriques, ayant chacune un quart de litre de capacité et représentant le produit d'un kilogramme de viande. On soude une plaque, également de fer-blanc, sur l'ouverture de ces boîtes et on les place dans un bain-marie clos. On les chauffe jusqu'à 105° pendant une demi-heure. Au bout de ce temps, on les emmagasine pour l'usage.

Le bouillon ainsi préparé, conserve toutes ses qualités pendant plusieurs mois. Quand on veut s'en servir, il suffit, pour obtenir un excellent potage, de l'étendre de dix à douze fois son volume d'eau et de le chauffer à 100°.

Carottes. — Voyez salsifis.

Champignons. — Quand les champignons sont cueillis, on les lave, on les pèle en soulevant une partie de la queue, on les coupe par morceaux s'ils sont un peu gros, et on les blanchit en les laissant plongés pendant deux ou trois minutes dans l'eau bouillante. Ensuite, quand ils sont bien égouttés, on les enfile avec une petite ficelle sans les presser les uns contre les autres, et on les fait sécher, soit à l'ombre, dans un endroit aéré, soit dans le four, modérément chauffé. Ainsi séchés, ils doivent être conservés dans des sacs ou des boîtes, à l'abri de la poussière ou de l'humidité. Quand on veut les employer, il suffit de les faire tremper dans l'eau pendant une demi-heure, avant de les mêler avec les sauces ou les ragoûts.

Les ceps, les morilles et les mousserons, sont les espèces qui se conservent le mieux.

Châtaignes. — Le moyen le plus sûr est la dissécation au four.

Autre : — Couper délicatement avec un couteau les enveloppes qui ne sont pas ouvertes afin d'en séparer les fruits ; ceux-ci sont triés et assortis, autant que possible par grandeur, après qu'ils ont été essuyés au soleil dans un courant d'air sec. On fait essuyer en même temps une certaine quantité de feuilles vertes. On place, au fond d'une futaille, un lit de ces feuilles, sur lequel on arrange une couche de châtaignes, puis un nouveau lit de feuilles, et ainsi de suite, jusqu'à ce que la futaille soit pleine. On ferme bien celle-ci, puis on la place dans un local à l'abri du froid et de l'humidité.

AUTRE : — Placez les châtaignes dans des tonneaux fermés, en les superposant par couches, avec du sable ni trop sec, ni trop humide.

Choux. — *Choux-Cabus.* Il faut les arracher avec leurs racines. Si la provision n'est pas très considérable, on les abrite dans une cave ou un cellier. On étend à terre du sable fin et sec, puis on y plante les racines en les rapprochant et en inclinant les pieds de manière à ce qu'ils se touchent.

Pour un grand approvisionnement, on creuse, dans un jardin, près d'un bâtiment, et, autant que possible, dans une situation abritée, un sillon dans lequel on enterre la tige et une partie de la pomme; le tout est recouvert d'un lit épais de paille longue. On peut aussi creuser des fosses de 1m 60 de profondeur et y planter les choux les uns près des autres, en les recouvrant avec la terre provenant du creusement de la fosse. Quand les gelées arrivent, on couvre la fosse de petites gaules qui supportent une couche de paille ou de feuilles. Quelques cultivateurs enterrent dans de fosses semblables leurs choux, la tête en bas, en laissant sortir la tige et la racine.

CHOUX DE MILAN. On les coupe aussitôt que leurs tiges sont parvenues à 0m 06, ou 0m 07 de hauteur hors de terre. On creuse la moëlle des tiges, à la profondeur de 0m 03 environ, en prenant garde d'en couper ou broyer l'écorce ; les choux sont suspendus à des distances égales, par la portion de la tige qui y reste, à des cordes qu'on attache au plafond d'une chambre. Par ce moyen, la partie creuse se trouvant en dessus, on la remplit d'eau tous les matins, cela suffit pour entretenir la fraîcheur des choux pendant plusieurs semaines.

C'est par un moyen semblable, que les marins conservent assez souvent les choux frais à bord des navires.

CHOUX DE BRUXELLES. — Ils se conservent comme les choux-cabus ; pour prolonger la durée de leur conservation, on peut les dessécher complètement.

Citrons. — On fait sécher, soit auprès du feu, soit dans un four, du sable fin, et quand il est froid, on en met une couche au fond d'une caisse bien propre et bien sèche ; on enveloppe d'un papier chaque citron et on le dépose à mesure, le côté de la queue tourné en bas, sur la couche de sable et de manière que les fruits ne se touchent pas. Sur ce premier lit de citrons, on met une couche de sable de 0m 04, ou 0m 05 d'épaisseur, et sur cette couche un second lit de citrons disposés de la même manière, et ainsi alternativement, en terminant par une couche de sable.

Citrouilles. — Il faut les placer dans une cuisine, un grenier, ou tout autre lieu sec et peu éclairé ; elles se conservent alors près d'un mois. Comme elles sont très sensibles à la gelée, il faut les recouvrir de paille. La dissécation complète assure aux citrouilles plusieurs mois de conservation.

Cornichons. — *Conservation à froid.* Après les avoir saupoudrés de sel et les avoir abandonnés environ qurante-huit heures dans des pots ou des bouteilles à large ouverture, on verse dessus du vinaigre froid qui est renouvelé deux ou trois fois, à quinze jours ou un mois d'intervalle. Par ce procédé, on obtient des cornichons fermes et d'un beau vert.

Le vinaigre aromatisé, décanté des bocaux, est mis à part et utilisé pour assaisonner la salade.

Fraises. — Même procédé que pour les abricots ; mais sirop à 25° et deux minutes seulement d'ébullition.

Fromages. — Les fromages gras et demi-gras doivent être renfermés dans un endroit frais et peu éclairé, pour que les mouches et autres insectes n'y pénètrent point.

Les fromages maigres, durs et demi-durs, au contraire, doivent être conservés dans un magasin spécial, bien aéré, où règne une température modérée.

Si l'on s'aperçoit que les fromages gras ou demi-gras commencent à se gâter, on pratique au milieu un trou, dans lequel on introduit de la craie pulvérisée et bien sèche, qui absorbe l'humidité, cause de la fermentation putride ; on arrête ainsi leur décomposition.

Pourtant, il faudra se hâter de les livrer immédiatement à la consommation.

Pour garantir les fromages du conctact des mouches et éviter les ravages des vers, les os de boucherie calcinés au feu et réduits en poudre sont d'un effet certain. Les fromages sont saupoudrés de cette poudre calcaire inoffensive, il vaut encore mieux y plonger entièrement les fromages placés dans une caisse de bois sans couvercle ; les mouches ne pourront les atteindre et y déposer leurs œufs qui engendrent les vers. La poussière de charbon de bois est aussi un excellent préservatif pour la conservation des fromages. Mais, comme l'action desséchante du charbon est très énergique, on fera tremper les fromages ainsi conservés, avant de les manger, dans du vin blanc ou dans du vinaigre blanc très affaibli, ce qui en ramollit la pâte et lui communique une meilleure saveur.

Les vieux fromages, dont la croûte est dure, bien qu'ils n'aient pas été conservés dans la poudre charbonneuse, peuvent aussi être trempés dans le vin blanc, ce qui les améliore sensiblement.

Lorsque les mites apparaissent sur les fromages, on applique sur la partie qu'elles ont envahie, de l'huile ou de la cendre de bois de chêne; elles meurent immédiatement.

Fruits. *Produits conservés dans le miel.*

Après avoir blanchi les fruits préparés pour ce mode de conservation, on les plonge dans du miel de bonne qualité, rendu liquide par une douce chaleur. Quand les pots sont parfaitement refroidis, on les recouvre d'un parchemin pour les conserver dans un lieu frais.

Fruits conservés dans le sirop vinaigré.

On conserve aussi les fruits récoltés dans un état de maturité trop peu avancé, pour qu'ils puissent être soumis avec avantage aux autres moyens de conservation. — On ajoute à une certaine quantité de vinaigre blanc, de la meilleure qualité, proportionnée au nombre des fruits qu'on veut conserver, du sucre blanc en poudre, en quantité suffisante pour que, au bout de quelques jours, l'acide ne domine pas trop.

C'est dans ce sirop vinaigré que l'on met les fruits entiers après les avoir blanchis. En quelques semaines le sirop les a parfaitement pénétrés, ils prennent un goût particulier et très agréable. On prépare ainsi, plus spécialement, les cerises, les groseilles, les abricots, les poires, etc.

Fruits au jus ou au sirop conservés par la méthode d'Appert.

On n'obtient le plus souvent que des produits qui deviennent promptement acidés et perdent alors toute leur saveur naturelle. Divers perfectionnements, récemment introduits, assurent le succès complet de l'opération. Le bouchage impénétrable des vases et la durée de l'ébullition de ces vases dans un bain-marie, chauffé à la température voulue, sont les deux principaux éléments de succès. L'emploie d'un sirop blanc clarifié, ayant une densité déterminée pour chaque espèce de fruit, est encore un perfectionnement important du procédé primitif. Ces trois conditions doivent être remplies; les autres manipulations varient un peu, mais seulement dans le mode de préparer les fruits avant de les mettre en bouteilles.

Les pommes, poires et raisins, peuvent être conservés crus, pendant plusieurs mois, dans des fruitiers spéciaux. Les poires et les pommes communes, certaines espèces de raisins, de prunes, de cerises, de figues, etc., doivent être desséchées au four ou dans des étuves.

Gibier. — Commencer par le vider et ensuite boucher soigneusement avec du papier gris toutes les ouvertures naturelles, celles qu'on a faites pour vider l'animal et les plaies produites par l'arme du chasseur.

Grain moisi. — Il faut l'immerger dans une quantité double d'eau bouillante et le laisser dans le liquide jusqu'à ce qu'il soit refroidi. On fait ensuite sécher le grain qui a recouvré alors son état naturel.

Homards. — Voyez poissons.

Huitres. — Voyez poissons.

Lait. — Pour conserver le lait frais pendant deux ou trois jours, au printemps et en automne, il faut placer le vase qui le contient dans un lieu bien aéré, où nulle émanation nuisible ne puisse parvenir et où règne une température assez basse. On doit le laisser en repos dans le même vase où il a été placé originairement. Les vases de zinc et de cuivre jaune, tenus parfaitement propres, retardent la fermentation du lait, mais dans une limite très restreinte. Les vases de fer-blanc, de verre, de grès ou mieux de tôle, ou de fonte, émaillés à l'intérieur, leur sont préférables. Les vases de fer non émaillés, et par conséquent, les vieux vases de fer-blanc dont l'étamage est altéré par l'usage, communiquent assez vite au lait une saveur très désagréable.

Le lait peut être conservé frais, en le faisant bouillir tous les jours ; mais après quatre ou cinq ébullitions, une partie du lait s'est évaporée, sa saveur est perdue.

Le remplissage complet et le boubhage hermétique du vase, en verre ou en fer-blanc, ont encore pour résultat certain de prévenir la congélation et la fermentation putride du lait pendant deux ou trois jours, si les récipients sont entourés d'un fragment de glace ou d'un liquide réfrigérant.

Moyen d'empêcher le lait de tourner.

Ajoutez un gramme de bicarbonate de soude dans un litre de lait.

Autre. — Mettez dans une terrine de quinze à vingt litres de lait, quinze à vingt grammes de raifort sauvage.

Lard. — Après que le lard a été dans le sel pendant douze ou quinze jours, on l'en retire pour le placer dans une caisse qui puisse en contenir trois ou quatre pièces, en ayant bien soin de mettre une couche de foin au fond de la caisse et d'entourer chaque pièce de lard d'un lit de foin. Quand la caisse est bien remplie et foulée avec du foin dans toutes les parties, on la ferme et on la dépose dans un lieu sec, à l'abri des insectes, et surtout, des rats et des souris.

Légumes. — 1° *Produits comprimés.*

Dans ce procédé on comprime les substances alimentaires au moyen d'une presse d'une assez grande puissance; mais cette compression enlève les parties nutritives de la substance, et il ne reste au légume que le tissu ou grappe sujet à la fermentation et à la moisissure, dès qu'on l'expose au contact de l'humidité.

2° *Produits desséchés.*

La dissécation s'opère dans un four tiède, ou mieux dans une étuve où la température est élevée graduellement de 35 à 60 ou 65° au plus. Les légumes sont étendus par couches minces sur des châssis en bois, garnis d'un canevas ou d'un tissu métallique étamé; il faut les sécher très promptement et complètement pour prévenir la fermentation. On les remue de temps en temps pendant cette opération, de manière à dessécher également toutes leurs parties en évitant qu'ils ne se collent entre eux. En exposant alternativement les légumes à l'air et à la chaleur, la dissécation est plus prompte et plus assurée; les légumes conservent ainsi plus de saveur et plus de souplesse. Les pommes de terre, desséchées à leur véritable point. doivent être cassantes sous lès doigts et produire par leur frottement un bruit semblable à celui de coquilles, de noix remuées : elles sont blondes, cornées, demi-transparentes et de bon goût. Ces conditions sont de rigueur; elles peuvent servir de base pour apprécier le point de dissécation complète des autres légumes.

Les légumes desséchés sont renfermés et conservés dans des boîtes de bois ou de carton, ou dans des tonneaux propres, secs et bien fermés, afin d'empêcher l'humidité d'y pénétrer.

On conserve encore les légumes dans la saumure liquide, dans la saumure vinaigrée, etc.

Melon. — S'il est cueilli à l'état de maturité, mis dans une glacière, peut y rester frais et mangeable plus d'un mois.

S'il est cueilli avant maturité, le ressuyer 24 à 48 heures à l'air, puis le mettre dans un tonneau rempli de sable ou de grès, ou de sciure de bois et de charbon en poudre, le tout bien sec et placé à l'abri de la lumière, de l'humidité, de la gelée et de la chaleur. Dans ces conconditions, le melon peut se conserver vingt jours environ.

Miel. — Le placer dans des tonneaux neufs et bien fermés, de 50 à 60 kilog.

AUTRE. — Le mettre dans des pots de grès ou de faïence recouverts de toile imbibée d'eau-de-vie. Recouvrir le tout d'un parchemin solidement attaché.

Moules. — Voyez poissons.

Navets. — Voyez salsifis.

Noix. — *Moyen de leur rendre leur fraîcheur.*

Faites tremper pendant deux jours dans du lait de vache faiblement chauffé, après quoi on les retire et on les laisse refroidir à l'air. L'eau peut être substituée au lait ; dans ce cas, on ajoute à l'eau une cueillerée à bouche de sel gris par litre, et on laisse tremper les noix pendant cinq à six jours.

Œufs. — Sable blanc ou gris 500 grammes.
Charbon blanc pulvérisé, 500 gr.
Sel marin, 100 gr.

Mélangez et enfermez les œufs dans cette poudre, le tout mis en tonneau.

Autre. — Faites un lait de chaux peu épais, et lorsque la dissolution est froide, versez-la sur les œufs, puis déposez le vase qui les renferme dans un lieu dont la température soit égale.

Moyen de conserver la fraîcheur des œufs.

Faites dissoudre 125 gram. de sel de cuisine dans un litre d'eau pure. Quand la solution est complète, plongez-y l'œuf ; si l'œuf est du jour, il se précipite au fond du vase ; s'il est de la veille, il n'atteint pas le fond ; s'il a deux jours, il flotte dans le liquide ; s'il a plus de cinq jours, il flotte à la surface, et la coque ressort d'autant plus qu'il est plus âgé.

Oseille. — L'oseille, destinée à être conservée, se prépare par la cuisson depuis la fin de septembre jusqu'à la fin d'octobre. Il faut n'employer que de jeunes feuilles et ne pas attendre que la gelée les ait atteintes. On épluche l'oseille avec soin en retirant les queux et les côtes ; on la lave et on la jette dans un grand chaudron plein d'eau bouillante avec 1/10 de poirée de cerfeuil et de persil, épluchés et lavés séparément ; il faut que l'oseille cuise à grande eau. Lorsqu'elle a jeté quelques bouillons, on la retire et on la fait égoutter sur des tamis ou dans des passoirs ; puis on la met dans un chaudron sur le feu afin d'achever la cuisson, en remuant sans cesse pour empêcher que l'oseille ne s'attache, et en même temps pour la diviser et la mettre en quelque sorte en purée. Lorsque l'oseille est assez épaisse, on la retire du feu et on la met dans des pots de grès ; les pots de terre vernissés ne conviennent point pour cet usage. Quand elle est refroidie, on la couvre d'une couche mince de beurre fondu, afin de la mettre à l'abri de l'action de l'air. On peut avec avantage remplacer le beurre par de l'huile d'olives. Lorsqu'on veut employer l'oseille, on fait couler l'huile avec soin et on prend ce qui est nécessaire ; on nivelle l'oseille et on remet l'huile. Avec le beurre, une fois que le pot est entamé, la surface moisit, surtout si le pot reste longtemps en consommation.

Patates. — Les stratifier par lits successifs séparés entre eux par de la paille ou mieux de la mousse.

Les mettre dans de petits silos recouverts d'une bonne épaisseur de litière, ou dans des caisses bien fermées et déposées dans un lieu sec dont la température ne descend jamais au-dessous de 7 à 8 degrès, avec très peu de variations.

Pêches. — Même procédé que pour les abricots, mais seulement trois minutes d'ébullition.

Petits Pois. — Remplir des bouteilles à large goulot de petits pois, les bien tasser, boucher et ficeler.

Les placer droites dans un four, une heure après qu'on y a retiré le pain. Les bouteilles sont enlevées du four lorsqu'elles sont refroidies et placées, le goulot en bas, dans la cave ou à une température sèche et franche. On peut conserver ainsi les cerises, les prunes, les mirabelles, etc.

Poires. — Voyez substances alimentaires (fruits).

Poissons. — A l'exception de quelques espèces, telles que la truite, la tanche et le saumon, tous les poissons comestibles des fleuves et des rivières sont conservés vivants dans des réservoirs artificiels dont l'eau est souvent renouvelée. C'est par un moyen semblable qu'on les transporte au loin pour l'approvisionnement des marchés de nos grandes villes.

Tous les poissons de mer, au contraire, meurent et se putréfient promptement lorsqu'ils sont sortis de l'eau salée. Quelques crustacés seulement, tels que le homard, vivent pendant quelques jours hors de la mer.

On conserve aussi les huîtres vivantes en les rangeant avec soin dans des bassins de granit, de marbre ou d'étain pur, et changeant fréquemment d'eau de rivière dans laquelle on a fait dissoudre du sel marin raffiné dans la proportion que contient l'eau de mer.

En général les poissons de mer et d'eau douce ne se gardent pas longtemps frais ; afin de les conserver pour la nourriture des hommes et les expéditions lointaines, on fait usage de divers moyens artificiels.

Le procédé suivant sert à retarder la décomposition du poisson frais, notamment pendant les chaleurs de l'été.

On étend au fond d'une caisse en bois, une couche de charbon de bois pulvérisé de cinq à six centimètres d'épaisseur, sur laquelle on répand un lit de la même épaisseur de glace cassée en grains de la grosseur du gros sel marin ; le poisson est posé sur cette couche et entouré de glace aussi tassée que possible; enfin la glace est recouverte d'une toile grossière sur laquelle on place une couche épaisse de poussière de charbon. Au bout de huit et même de quinze jours, le poisson est encore sain et bon à manger. Le saumon, surtout, se conserve parfaitement par ce procédé, qui est généralement usité en Angleterre pour le transport de ce poisson.

Par l'emploi de la glace seule, on peut atteindre le même but ; mais sans charbon en poudre, la glace fond plus promptement. La caisse disposée, comme il vient d'être dit, est à proprement parler, une véritable glacière; on la dépose dans un local très frais sans qu'il soit trop humide.

On conserve quelquefois le poisson frais par un autre moyen. Après l'avoir vidé et nettoyé, on introduit dans l'intérieur du corps de la belle cassonade en quantité suffisante pour qu'il en soit bien pénétré ; quand le poisson est resté dans cet état pendant deux ou trois jours, on le suspend dans un lieu très aéré et très sec, afin de prévenir la moisissure. Une cueillerée à bouche de cassonade suffit pour conserver un saumon de 2 à 3 kilogrammes pendant plusieurs jours.

On peut encore ouvrir le poisson et le frotter intérieurement avec un mélange de sel et de sucre blanc empoudré par parties égales ; au bout de trois à quatre jours, des soles, des merlans et d'autres poissons de la même espèce, ainsi préparés, sont en très bon état et peuvent être mangés en friture.

Au moment d'en faire usage, les poissons conservés par l'un de ces procédés sont bien lavés dans l'eau fraîche et soumis aussitôt à la cuisson, sans quoi, même lorsqu'ils ont été conservés dans la glace, ils se décomposent très rapidement au contact de l'air.

Le poisson de mer, gardé quelques heures hors de l'eau salée, est beaucoup meilleur à manger que celui qui vient d'être pêché. L'huître qui a séjourné dans un parc ou qui a supporté un court et rapide voyage, est plus agréable au goût qu'au moment où elle sort de la mer.

Voici la méthode pour pikler les homards, langoustes, barbues, cabillauds, huîtres, moules, etc., habituellement en usage en Angleterre et en Amérique. Après avoir vidé ces poissons, les avoir échaudés ou lavés, et à moitié grillés sur des charbons, ou rôtis dans l'huile chauffée à 250 degrés environ, on les dispose dans des bouteilles ou bocaux de verre remplis de vinaigre épicé et fortement aromatisé.

La saumure épicée et aromatisée est également en usage pour conserver, de la même manière que les légumes, certains petits poissons dépourvus d'écailles.

La préparation flamande, qu'on nomme frigandage, consiste à faire cuire préalablement certains poissons de mer, tels que sole, carrelet, morue fraîche, anguille, etc., dans un court bouillon aromatisé de sauge, de thym et de laurier; le poisson bien égoutté est mis ensuite dans des vases de verre ou des tonneaux en bois, avec une très faible saumure sèche.

Les petites anguilles si renommées, que l'on prépare sur les bords de l'Adriatique, notamment à Comacchio, sont à moitié grillées ou rôties dans l'huile, et encognées dans des barils. »

Pommes de terre. — Règles générales : les placer à l'abri du froid, qui les gèle; de la chaleur, qui les fait germer ; de l'humidité, qui les décompose ; de la lumière, qui les verdit.

Premier procédé.

Déposer les pommes de terre dans des celliers ou des caves non humides, ou dans des granges, en les éloignant des murs, en tas de 75 centimètres à un mètre d'épaisseur, encaissées par des planches et de la paille, etc. Les remuer et les changer de place de temps à autre.

Deuxième procédé.

On creuse un trou plus ou moins profond dans un sol très sec ; le fond et le pourtour de ce trou sont garnis de mousse desséchée au four ; les pommes de terre y sont placées et stratifiées avec du sable ou du terreau préalablement desséchés. Lorsque le tas de pommes de terre est élevé en dos-d'âne de 0m 25 cent. à 0m 30 de hauteur au-dessus du niveau du sol, on jette par-dessus la terre tirée du trou ; on la bat fortement avec la pelle et on la recouvre d'une seconde couche épaisse de paille. Une simple barrique défoncée et posée debout dans un endroit très sec, suffit pour conserver une petite provision de pommes de terre stratifiées comme on vient de l'indiquer.

Procédé pour les faire dégeler.

Les pommes de terre gelées ne doivent pas être considérées comme perdues. Avant le dégel, on les fait tremper dans l'eau dégourdie pendant le temps strictement nécessaire pour dégeler. Si elles séjournaient dans l'eau plus longtemps, elles pourraient devenir acides et se corrompre. Immédiatement au sortir de l'eau, elles sont coupées par tranches, échaudées par les procédés ordinaires du blanchiment, puis desséchées au four ou dans une étuve, et conservées ainsi pour être distribuées aux bestiaux, après avoir été trempées et cuites comme tout autre légume desséché.

Raisins. — 1° Dans des sacs.

On enferme séparément chaque grappe bien nettoyée et éclaircie dans des sacs de papier, percés de trous d'épingle, ou mieux dans des sacs de crin. Si le raisin est en parfaite maturité, il faut étrangler la queue de la grappe avec le fil qui sert à fermer le sac ;

2° Dans des fruitiers ;

3° Dans des tonneaux défoncés sur lesquels on replace le fond.

Etablir dans un baril neuf un lit alternatif de son de blé, bien séché au four et de grappes de raisins à grains serrés. Placer ce baril, bien fermé, à une température égale et peu élevée. Le raisin peut ainsi se conserver pendant six mois.

Autre procédé.

Après avoir choisi des raisins aussi sains et aussi beaux que possible, et pas trop mûrs, on les fait sécher légèrement au soleil pendant quelques heures, puis on les range, isolés les uns des autres et couches par couches, dans un baril, avec du son bien sec ou de la sciure de bois blanc, ou des cendres de lessive bien tamisées. On ferme hermétiquement le baril et on le tient dans un endroit sec. Quand on veut faire usage de ce raisin, il suffit pour lui rendre sa première fraîcheur, de tremper pendant huit ou dix minutes, dans du vin bouillant, les queues des grappes dont on aura d'abord coupé un petit bout. On emploi du vin blanc ou du vin rouge, suivant que le raisin est blanc ou noir. »

Conservation par l'appareil Charmeux.

Cet appareil consiste en un cylindre de fer-blanc muni d'un entonnoir pour le remplir, à l'une de ses extrémités, et d'un robinet pour le vider, à l'extrémité opposée. Un léger support en bois soutient ce cylindre qu'on a le soin de maintenir constamment rempli d'eau fraîche renouvelée tous les jours. De distance en distance, des goulots de fer-blanc, semblables à la gorge d'un entonnoir, sortent du corps du cylindre; chacun de ces goulots reçoit un sarment de vigne portant une ou deux grappes de raisin mûr. On comprend que la longueur du cylindre et le nombre des goulots peuvent être augmentés ou diminués selon l'importance de la provision. (*Excellent procédé*).

Préparation des raisins secs.

Les raisins ayant été cueillis à leur point de maturité, et bien sains, il faut d'abord les blanchir, ce qu'on opère en plongeant à trois reprises les grappes dans de l'eau bouillante, et mieux dans une lessive de cendres bouillante : les cendres de sarment sont les meilleures pour cet usage : on peut y ajouter quelques poignées de romarin, de lavande ou d'autres plantes aromatiques. Après ce bain, dont la durée est de quelques minutes, on les suspend à des perches ou bien on les place sur des claies pour les faire sécher au soleil : il faut avoir soin de les rentrer chaque soir. Trois ou quatre jours suffisent ordinairement pour que les raisins soient convenablement desséchés. On ne doit pas les laisser parvenir au dernier degré de dessiccation. Quand ils sont convenablement desséchés, on les range dans des caisses qu'il faut visiter de temps en temps, soit pour leur donner de l'air, soit pour s'assurer qu'il n'y a point de moisissure, et s'ils se sont bien conservés pendant un mois, on peut les mettre en réserve.

Salades. — Comme celle des choux.

Salsifis. — Les salsifis, de même que les carottes, navets, etc., se conservent dans des caves ou des celliers à l'abri de la gelée et de l'humidité. On les récolte par un temps sec, et après avoir coupé les feuilles à trois centimètres de la racine, on les range à côté les unes des autres, un peu penchées, dans une rigole que l'on fait dans le sable. Les choux-pommes et ceux de Milan peuvent se conserver de même.

Tomates. — 1° *Par le procédé Appert; 2° dans de la saumure.*

Les fruits, cueillis à l'état de maturité parfaite, sont placés entiers, et sans être pressés, dans des pots de grès que l'on remplit de manière que les tomates en soient totalement baignées; on les maintient ainsi au moyen d'une petite soucoupe qui entre aisément dans le vase; une plaque de liége couvre celui-ci.

Topinambours. — La conservation de ce tubercule se fait mieux pendant l'hiver en place que dans des celliers; il faut surtout que le sol sur lequel on les met ne contienne pas d'humidité surabondante.

Truffes. — 1° *Truffes au naturel.*

Après les avoir brossées et lavées dans plusieurs eaux, on les met dans des bouteilles qu'on remplit jusqu'au bouchon; on verse ensuite de l'eau dans chaque bouteille, jusqu'au cinquième de sa hauteur, et, après les avoir bouchées provisoirement, on soumet ces bouteilles à l'action d'un bain de sel, qu'on porte et qu'on maintient à l'ébullition tout le temps nécessaire pour cuire les truffes, c'est-à-dire, trente ou trente-cinq minutes à partir du moment où le bain est à l'état bouillant, pour les flacons de demi-litre; et de quarante à quarante-cinq minutes, pour les bouteilles d'un litre. Cette cuisson terminée, et avant de sortir les bouteilles du bain, on procède le plus vite possible au bouchage définitif.

2° *Truffes au jus.*

Après les avoir brossées et lavées, on les fait cuire pendant une demi-heure dans de la gelée ou du jus de volaille; aussitôt cuites, on les introduit toutes bouillantes dans des bouteilles chauffées au bain-marie, que l'on achève de remplir à 0m 01 ou 0m 02 de l'extrémité du col, avec le jus dans lequel elles ont cuit; on bouche ensuite les bouteilles provisoirement et on les remet promptement dans le bain de sel, jusqu'à ce que l'ébullition sera fortement établie dans les bouteilles; on procède enfin comme ci-dessus au bouchage définitif.

Viandes. — Pour conserver la viande, ses préparations ou les produits qu'on en extrait, il faut mettre ces substances dans des conditions telles que la fermentation ne puisse pas se produire ni les moisissures se développer.

D'après M. Payen, les conditions principales sont :

1° Une très basse température;

2° Ou la dessiccation, c'est-à-dire l'évaporation rapide de la plus grande partie de l'eau;

3° Ou l'exclusion de l'air, ou plutôt l'oxigène libre,

sans la présence duquel la fermentation ne peut commencer et les végétations cryptogamiques ou les moisissures se développer.

Nous n'avons pas à nous occuper de la première condition, qui ne peut être remplie que dans des circonstances exceptionnelles et avec une très forte dépense.

Dessiccation

Le procédé de la dessiccation des viandes est très pratiqué dans les contrées aurifères. Nous allons le décrire d'après M. Boussingault, attendu qu'il peut être d'une grande utilité et d'une fréquente application.

« Les quartiers de bœuf sont adroitement découpés en lanières très minces et longues de 2 à 3 mètres, au moyen d'un couteau mince et bien affilé. On saupoudre ces lanières de farine de maïs, afin de sécher la surface de la viande.

» Ces lanières, enrobées de farine, sont suspendues à l'air et exposées au soleil sur des traverses horizontales de bois. Chaque soir, si l'on craint la pluie, on les rentre et on les met à couvert; on continue cette exposition à l'air jusqu'à dessiccation complète, c'est-à-dire jusqu'à ce que la viande ne retienne plus que 7 à 8 centièmes d'eau. Le produit de cette opération est désigné sous le nom de *tassago* dans l'Amérique méridionale. 100 parties de viande fraîche donnent environ 20 parties de *tassago*. Ainsi, l'exposition à l'air enlève 74 p. °/₀ d'eau. Le *tassago* a une couleur formée, son odeur n'a rien de désagréable; les lanières ainsi obtenues, conservent assez de flexibilité pour être enroulées sous forme de pelotes cylindroïdales.

» Comprimé de cette façon, le *tassago* est moins accessible aux influences atmosphériques et peut se conserver très longtemps sans altération sensible, pourvu qu'on le maintienne dans des endroits secs.

» Lorsqu'on veut faire cuire convenablement le *tassago*, il faut le couper en morceaux et le laisser tremper dans l'eau, qu'il absorbe peu à peu en se gonflant. On chauffe par degrès, et le bouillon que l'on obtient est de bonne qualité. »

Procédé de la Société générale des conservations des viandes.

La méthode qu'emploie cette Société, consiste à envelopper des quartiers de viande crue d'une couche épaisse d'une sorte de gelée obtenue en soumettant certaines parties de l'animal à une longue ébullition. Ce procédé semble, au premier coup-d'œil, remplir parfaitement la troisième condition prescrite par M. Payen. Déjà le chimiste Darcet et plusieurs autres expérimentateurs étaient parvenus à conserver les viandes plusieurs semaines en les recouvrant d'une couche épaisse de gélatine, à peu près imperméable à l'air.

La plus sérieuse objection que l'on ait faite à cette méthode, c'est d'enrober les viandes avec une substance animale qui, bien que moins sensible aux effets de l'atmosphère, n'en est pas moins putrescible comme elles, et doit nécessairement s'altérer.

L'administration de la guerre et celle de la marine, en France, ont soumis à une épreuve positive les viandes conservées par la gélatine. Une provision de viandes, préparées sous les yeux d'un représentant de la Société, a été mise dans des caisses et chargée à bord d'un navire qui se rendait à Constantinople.

Au retour des caisses, on procéda à leur ouverture; mais, dit M. Payen, l'examen fut, en quelque sorte, rendu inutile; car, dès avant l'ouverture des caisses, ce résultat non douteux de l'expérience, se manifestait, à distance de chacune d'elles, par des émanations nauséabondes, sur lesquelles il était impossible de se méprendre.

Procédé Bouet, Doucin, Chaudet, Berra et de Brignola.

Ces procédés ont pour principe l'enrobement des viandes, mais la substance employée par MM. Bouet, Doucin, etc., loin d'être animale et par conséquent putrécible, est un produit chimique bien connu par son imperméabilité et la facilité qu'il offre pour l'opération de l'enrobement.

Ce produit, employé par la médecine pour les plaies de toute nature, les soustrait immédiatement au contact de l'air et fait cesser presque instantanément les douleurs que cause son action sur les chairs. Il est permis de supposer qu'appliqué sur les viandes crues, il produira les mêmes effets, c'est-à-dire qu'après avoir chassé par sa présence les moindres parties d'oxigène qui les enveloppent dans l'atmosphère, il en préviendra l'accès jusqu'à elles par son imperméabilité et les conservera indéfiniment sans altération, puisqu'il n'est pas lui-même susceptible de se combiner avec les éléments de l'atmosphère.

Il semble d'abord qu'enrober les viandes doive être une chose facile et que, parmi les substances inaltérables à l'air, il doive en exister un grand nombre propres à envelopper des substances animales. Pour bien comprendre la difficulté de cette opération, nous remarquons, d'après M. Payen, qu'un seul globule d'air suffit pour déterminer la putréfaction de masses considérables de substances animales. Il faut donc que l'enrobement soit complet et qu'il soit fait au moyen de substances liquides pendant l'opération et susceptibles de prendre, après que les viandes y ont séjourné, une dureté et une consistance qui en assurent la parfaite imperméabilité. Ces substances doivent, en outre, remplir la condition d'être à l'abri des influences atmosphériques et de n'exercer elles-mêmes sur les viandes aucune action, non-seulement chimique, mais même mécanique; et, enfin, de n'en modifier ni le goût, ni l'apparence, ni les qualités aromatiques.

Conservatine pour viandes.

Os brisés. . . . . 4 kilog.
Eau. . . . . 10 litres.

Passez au tamis. — Remettez sur le feu. — Ajoutez gomme et sucre, de chaque, 500 grammes. — Laissez cuire à un feu doux jusqu'à consistance sirupeuse. — Transvasez le liquide et laissez refroidir jusqu'à 35 degrès centigrades. — A ce moment, versez 4 centilitres d'alcool à 85 degrès par kilo. de liquide. — La conservation est préparée.

Cette conservation est placée dans une terrine, à la température de 35°. — On plonge la viande à conserver dans cette préparation pendant quelques secondes. — On la suspend jusqu'au lendemain pour attendre une seconde immersion.

Pour faire usage des viandes ainsi préparées, il suffit de les plonger quelques instants dans l'eau pure, assez chauffée, pour faire fondre l'enveloppe gélatineuse.

On peut, par ce procédé, conserver les viandes crues, bouillons ou rôtis.

Viandes crues. — Plongez pendant 8 à 10 heures la viande crue dans une saumure de suie. Excellent procédé qui conserve à la viande tous ses principes pendant plusieurs mois.

Vins (acidité des). — *Moyen d'y remédier.* — Ajoutez au vin de 3 à 400 grammes de tartrate neutre de potasse par pièce de 230 litres.

Autre. — Faites fondre 8 kil. de cassonnade dans une petite quantité d'eau et ajoutez ce mélange au vin, brassez le liquide, laissez-le fermenter, puis soutirez le vin à l'époque où on le soutire ordinairement.

Gout de fut des vins. — *Moyen d'y remédier.* — Mettre le vin dans un autre tonneau, puis y verser un verre d'huile d'olive : on fouette vigoureusement le vin, puis on laisse reposer pour retirer l'huile qui surnage. Le goût de fût tient ordinairement au développement de moisissures dans le tonneau.

Graisse ou gras des vins. — Tanin, 20 grammes pour une pièce.

Autre. — Crême de tartre. . . . . 250 grammes.
Sucre brut. . . . . 250 *idem.*

Faites dissoudre dans 10 litres de vin chauffé jusqu'à ébullition, versez ce mélange dans le vin et battez pendant 12 à 15 minutes avec quelques brins d'osier.

FIN.

TABLE DES MATIÈRES.

TABLE DES PROCÉDÉS

POUR LA CONSERVATION DES SUBSTANCES ALIMENTAIRES.

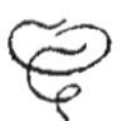

www.ingramcontent.com/pod-product-compliance
Ingram Content Group UK Ltd.
Pitfield, Milton Keynes, MK11 3LW, UK
UKHW020148200726
13856UKWH00003B/887

9 782011 291905